脳機能の電気生理学的検討

上田守三 著

へるす出版

出版によせて

本書の著者である上田守三氏は、臨床の第一線で辣腕を振るう脳神経外科および救急科の専門医である。しかも、そうした専門医としての仕事を全うするため、みずから脳の機能を探る研究者でもあり続けた。この姿勢は、東邦大学教授として後進を指導するにあたっても、一貫して変わることがなかった。本書は、上田氏の研究者としての成果をまとめたものである。

臨床の現場は、決断の連続である。そのすべてに確実な根拠があるわけではない。時期を失すれば、なにもかもが無に帰してしまうという理由で、やむを得ず寄る辺ない不安な決断をすることもある。そうした決断をくだす勇気は、物事を一から論理にもとづいて解釈しようとする不断の努力に支えられている。上田氏が研究者でもあり続けようとしたのは、そうした理由からであったに違いない。

脳は、何百億個もの神経細胞が相互に情報をやり取りするネットワークである。それぞれの神経細胞は、そのためのエネルギーを常に漲らせている。そうであれば、脳は、それを暴発させないための強力なメカニズムも兼ね備えているはずである。脳神経外科や救急科で扱う脳卒中や脳外傷などにおいては、そうしたメカニズムが真っ先に破綻し、急激に脳損傷を進行させる共通の基盤になっているのではないか。

臨床の現場では、そうした直観が共有されてきたように思う。しかし、まだその実体の全貌を明らかにした人はいない。本書には、それを捉えようとする強い意欲が感じられる。しかも、いろいろな手法をもちいて、すばらしい成果をあげている。

考えてみれば、著者の上田氏は、脳神経外科および救急科の専門医として、脳損傷を進行させる共通の基盤があることをもっとも身近に感じる立場にいた。これだけの成果をあげることができたのは、上田氏の研究者としての才能もさることながら、臨床の現場からの叫びにも似た要請があったからではなかろうか。

本書が一人でも多くの人々の目に触れることを念願している。紙面には、至るところに類希な発想が溢れている。それを一つひとつ味わってみるだけでも十分な価値がある。欲を言えば、行間から、脳神経外科および救急科の専門医でありながら、その責務を全うするために、研究者でもありつづけようとした上田氏の情熱まで感じ取っていただければ幸いである。こうした意欲ある取り組みを引き継ぐ人々が数多く現れることを期待している。

平成 28 年 6 月

湘南医療大学 副学長
保健医療学部 教授
片山　容一

はじめに

最近のCTやMRIなどの画像技術の進歩により、頭蓋内器質疾患の有無は確実に診断できるようになった。さらに、fMRIや光トポグラフィーによって脳機能が視覚化され論じられている。

しかし、fMRIや光トポグラフィーは、血液の酸化脱酸化現象ならびに脳血流変化を基本とした画像である。すなわち、神経細胞は興奮すると血流量を増し、代謝（酸化、還元）の結果による静脈層の脱酸化ヘモグロビンを画像に捉えるという原理で脳機能が反映されている。ヘモグロビンは酸化されていると反磁性体だが、脱酸化状態だと常磁性体となる。MRIは静脈における常磁性体の変化をとらえやすい。それゆえ、脳活動時において毛細血管内で酸化脱酸化が起こるが、毛細管内の変化は捉えにくく静脈層における脱酸化状態の常磁性体の変化をとらえている。すなわち、静脈層における信号は脳血流の変動や脱酸化ヘモグロビンの増減に依存し、さらに変化分をとらえるには脳活動時とのdelayがある。

脳機能はneuronのシナップスだけでなく、gliaなどによるneuron間の伝達物質の複雑な調整により維持されている。それゆえ、血流変動にともなう酸化、脱酸化変化は脳病態の一部であり、脳機能を従来のfMRIだけで解釈するには問題がある。それに対して、脳定常電位や脳波周波数変動、誘発電位は、脳機能あるいは病態を鋭敏に捉え、長く研究されてきた解剖生理学にもとづいて意識の変動や運動、感覚障害等の原因を電気生理学的に鋭敏に捉えることができる。

著者は、1971年の日本生理学学会（盛岡）にて、気道閉塞時における脳波、視覚誘発電位、心電図の変化の相関を発表した。そしてこれらの実験より、脳機能の可逆 - 不可逆の臨界点を追求した。この基礎研究をもとに、脳神経外科疾患における種々の病態を電気生理学的に捉えて脳機能の予後（臨界点）を追求した。

チェコスロバキア科学アカデミーへの留学中に、Bures先生のもとでSpreading Depression（SD）の基礎研究をし、脳機能はneuronのシナップス活動以外に脱分極による神経液性の遊離によるSD現象がみられ、その現象は脳震盪、片頭痛、脳梗塞などの臨床症状の本態であることを学んできた。

本書では、脳病態を把握するにあたって著者が関与した実験ならびに臨床における電気生理学的検討の有用性を確認し、それらのエッセンスを記述した。さらに、Spreading Depression（SD）の基礎的研究と、臨床においてSD現象に関わる病態について記述した。

上田　守三

目　次

PART 1

脳機能の電気生理学的検討

脳に負荷がかかった際、脳機能はどこまで耐えられるかは重要な課題である。

臨床的には脳神経学的所見から脳機能の回復不可能を推察し、予後不良を宣言し治療の継続を停止している。しかし、臨床的所見だけで、はたして脳機能の可逆 - 不可逆を決定できるのか、臨床医にとって疑問がある。

脳の電気活動は、定常電位、脳波、誘発電位などで構成されている。神経細胞の興奮が脳機能活動の基本であることより、脳の電気活動を評価することは脳機能評価と一致すると考えられる。臨床において、臨床所見と種々の角度からの脳電気活動を同時に捉えることによって、確かな予後推察ができると考えられる。

そこで、代表的な脳負荷（窒息、心肺停止、頭部外傷）における脳機能の可逆 - 不可逆の臨界点を脳波、誘発反応の変動を基本に実験および臨床例において追求した。

1 気道閉塞時における EEG、VER、ECG の変動と予後推察

はじめに動物にて、皮質脳電図（EEG)、EEG power spectrum、視覚誘発電位（VER; visual evoked response)〔外側膝状体を電気刺激して後頭葉における誘発反応〕、および心電図を同時観察する実験型を作製した。人工呼吸を停止させたあと経時的に各情報をモニターした。EEG 平坦化後に人工呼吸を再開し EEG が回復するかどうかを検討するにあたって、VER の変動との相関性を追求した。

気道閉塞後、EEG は一過性に徐波成分の増加を示したあと平坦化するが（EEG power spectrum で確認)、EEG 平坦化時点では VER の陽性成分（C1-C4)、陰性成分（C5）は残存している。さらに気道閉塞を続行すると、VER（C5）の陰性成分が消失する。この時点で人工呼吸を回復させると、EEG は平坦から回復する。しかし、さらに気道閉塞を続けると、VER の陽性成分（C1-C4）が消失する。その時点で人工呼吸を回復させても、EEG の回復はみられない。すなわち呼吸停止後､脳機能の臨界点は VER の陽性成分（C1-C4）が消失するまでと考えられた。この結果から、脳死の判定には脳波と誘発反応の変動の観察が必要であると考えられた。

この実験において、EEG の平坦化に一致して、ECG（心電図）では頻脈と ST 上昇が必ず観察される。すなわち、逆にこの心電図変化分を捉えることにより、EEG の平坦化時期の推察が可能と考えられた。そこで、ECG を数量化（D-ECG）することによりこの変化を明瞭に捕える方法を考案した。すなわち、心電図を経時的に観察することで、突然の窒息などの急激な侵襲に対する脳波変動を D-ECG により察することができると考えられた。

したがって、脳波以外の多角的モニターリングにより、頭蓋内の変動を検知可能と予測された。

＜気道閉塞時の CRITICAL POINT ＞

EEG 徐波成分増幅→ EEG 平坦→ VER C 5成分消失→ VER C1-4 成分消失→

VER C 5成分消失	VER C1-4 成分消失
△	↑
呼吸再開後	呼吸再開後
EEG 回復	EEG 非回復
（臨界点）	

VER（C1-C4）の陽性成分の消失までは呼吸再開後、脳波平坦化から脱却できる。すなわち、臨床において脳波平坦だけでは脳機能の不可逆は決定できない。

参考文献

学会発表　気道閉塞時における視覚誘発電位、脳電図、心電図、および脳圧の数量的解析と相関について

上田守三、上村孝臣、相川貞夫　日本生理学学会　盛岡　1971

精神医学研究所　業績集　1971-1972

上田守三：Holter 心電図解析法の一考察．JPN　J.ELECTOCARDIOOGY Vol 10 Suppl. 1, 1990

特許公報　異常心電信号の計測装置　特許出願公告　昭和 56-22538

発明者　上田守三　　出願人　飯倉重常

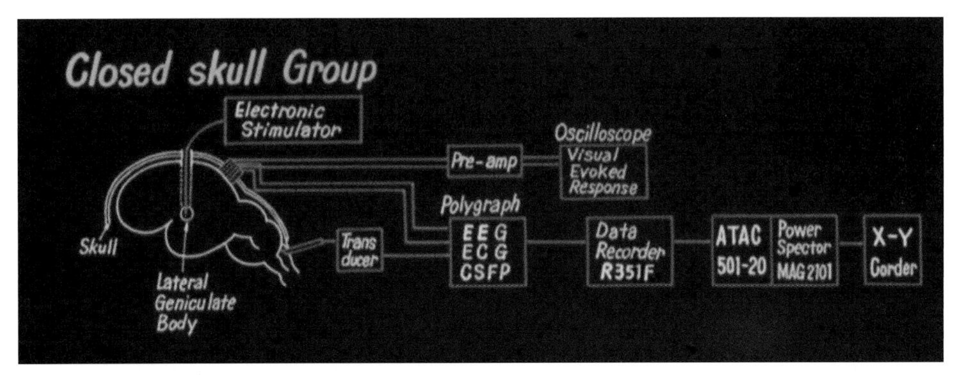

図1　1969-1971　猫における気道閉塞実験モデル
頭蓋減圧術の意義を証明するため頭蓋開放群も検討した。

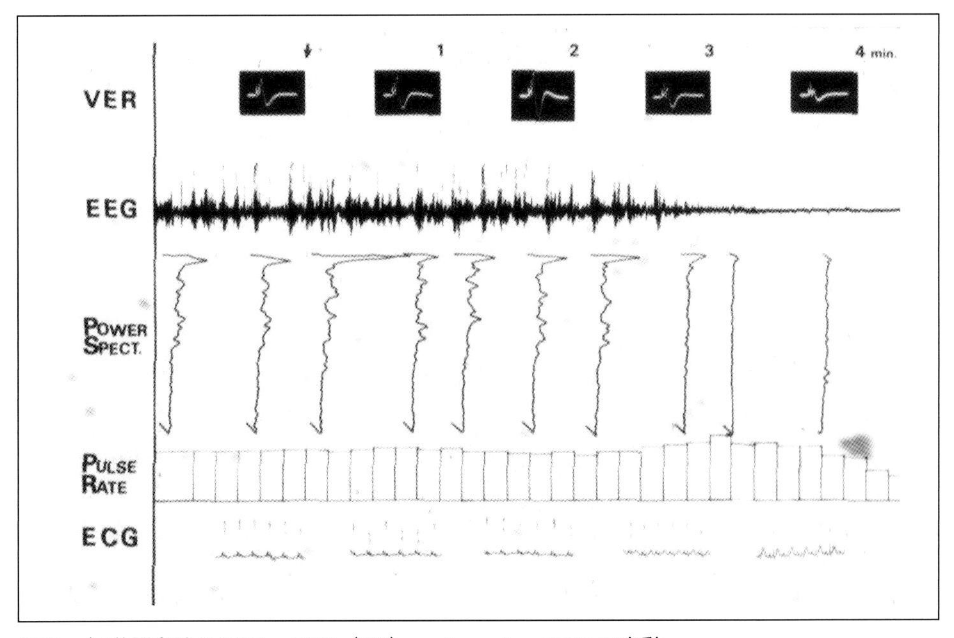

図2　気道閉塞時の VER、EEG（PS）、pulse rate、ECG の変動
EEG は徐波化後に平坦化する。EEG 平坦時は VER の陰性成分は残存している。pulse rate は EEG 平坦時に増加する。

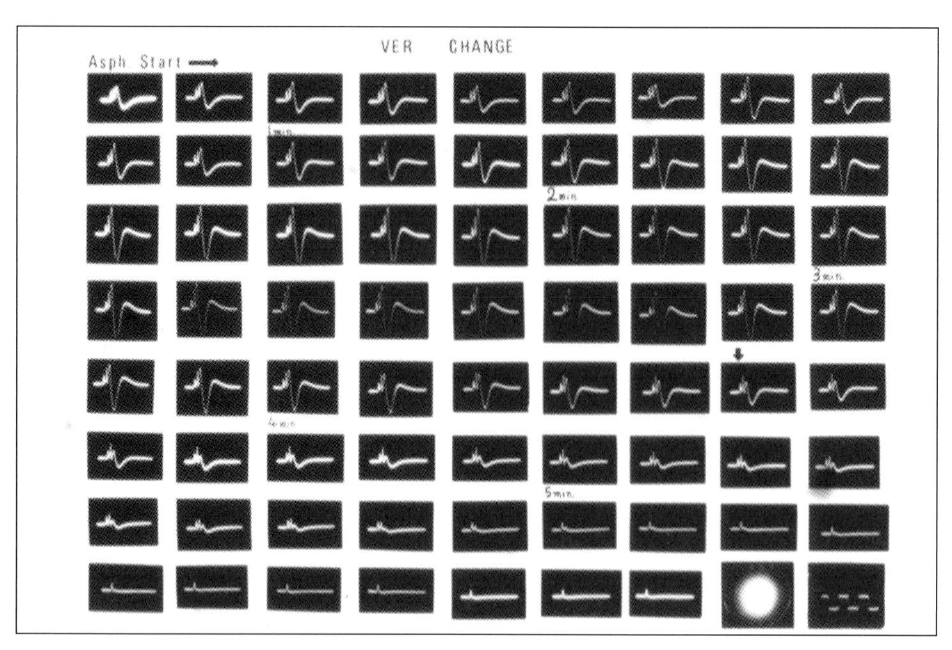

図３　VER は気道閉塞の進行にともない陰性成分（C5）が消失し、さらに進行すると陽性成分（C1-4）が消失する。気道閉塞初期には陰性、陽性成分とも振幅の増大がみられる。

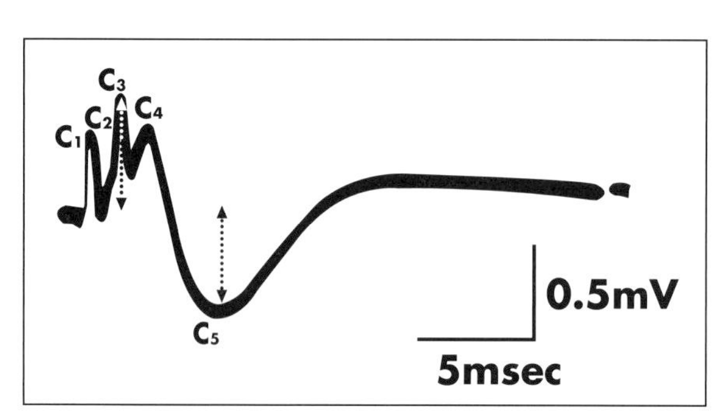

図４　外側膝状体を電気刺激して後頭葉で得られる VER

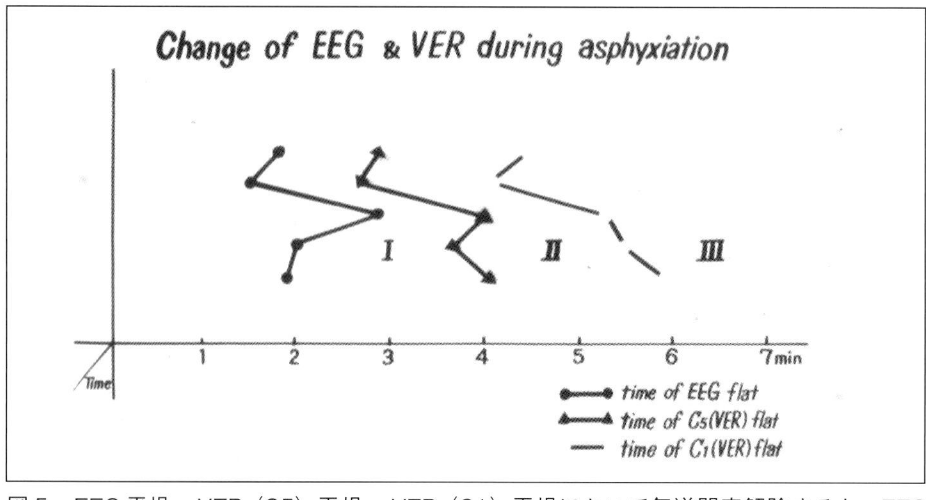

図５　EEG 平坦→ VER（C5）平坦→ VER（C1）平坦において気道閉塞解除すると、EEG の回復する時期はⅠ、Ⅱの時期でⅢの時期では回復しない。

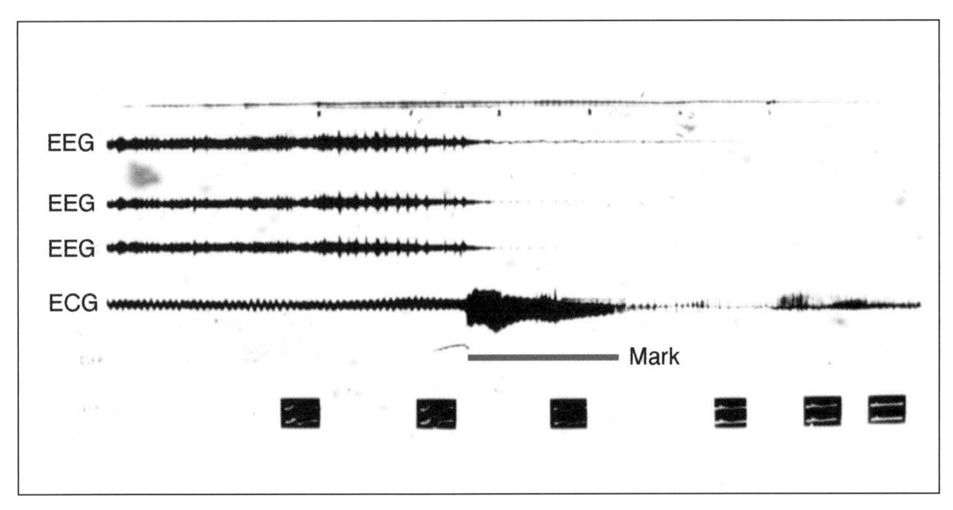

図6　気道閉塞時の EEG と ECG の変動
EEG 平坦時において pulse rate の増加、ST の上昇がみられる（polygraphy の slow sweep にて変化が明瞭に検知可能）。Mark の ECG 変化分をデジタル化した。

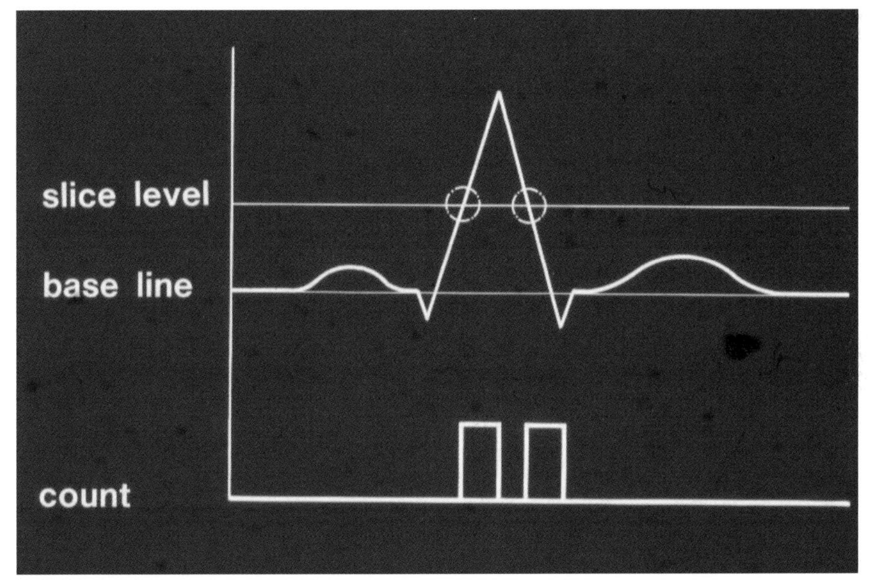

図7　Digital ECG とは
電圧の slice level を設定し、電位がその level を超えると 1 count とし、下がると 1 count とすると、合計 2 count となる。

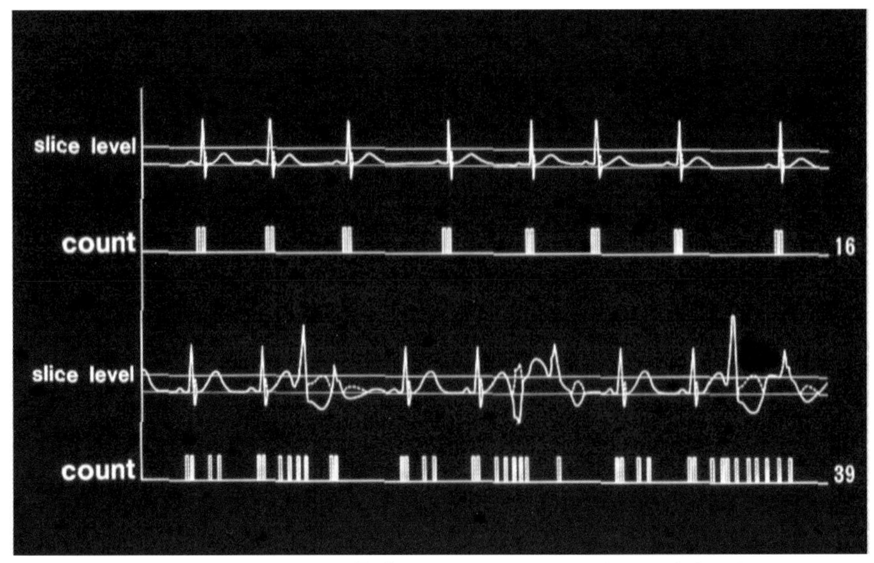

図８　整脈だと 16count だが、不整脈になると 39count になる。すなわち 23count の差が生じる。

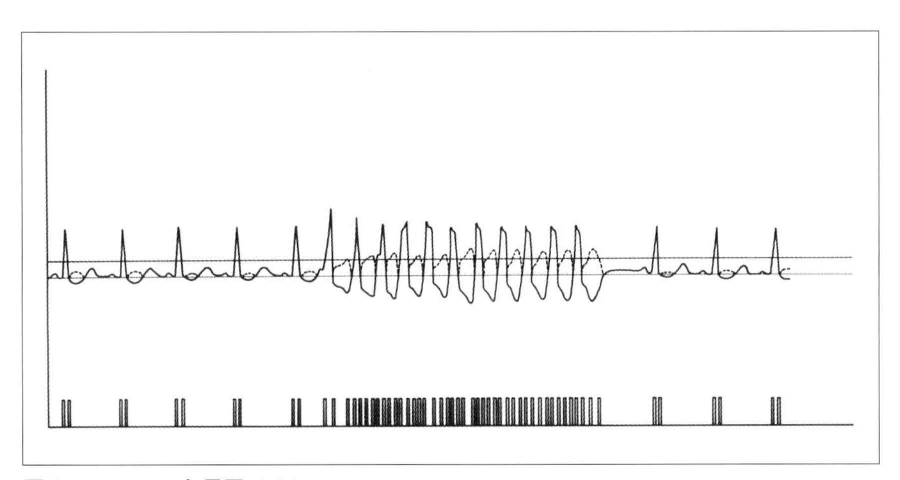
図９　short run 心電図で 49count

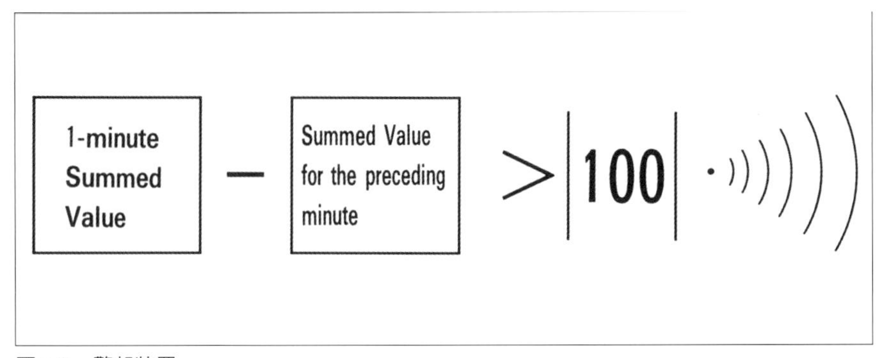

図 10　警報装置
1 分間のカウントの和と 1 分間前のカウントの和との差を連続的に測定し、その差が 100 を超えると警報が鳴るシステムである。

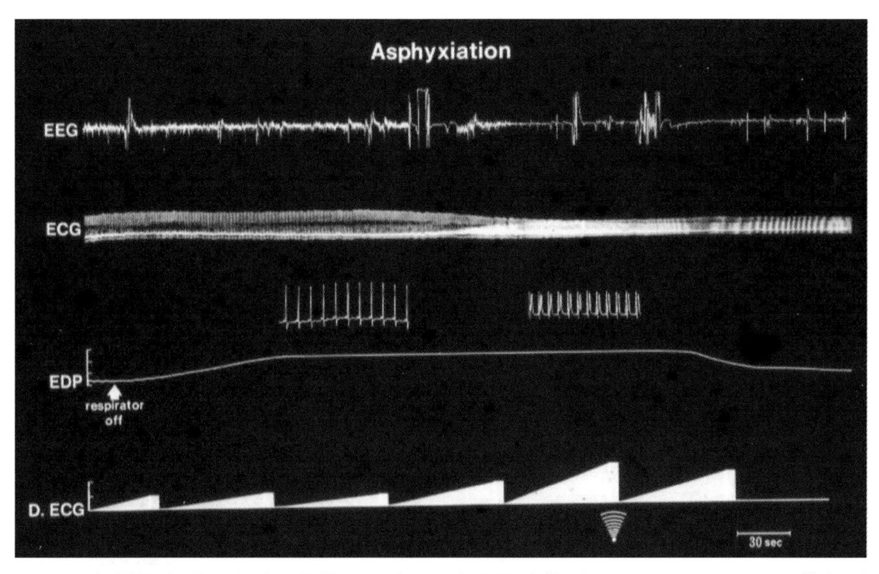

図 11　気道閉塞時に脳波平坦化に一致して心電図変化がみられ、D-ECG にて警報が確認される。この時期は EDP（epidural pressure）も peak に達する。

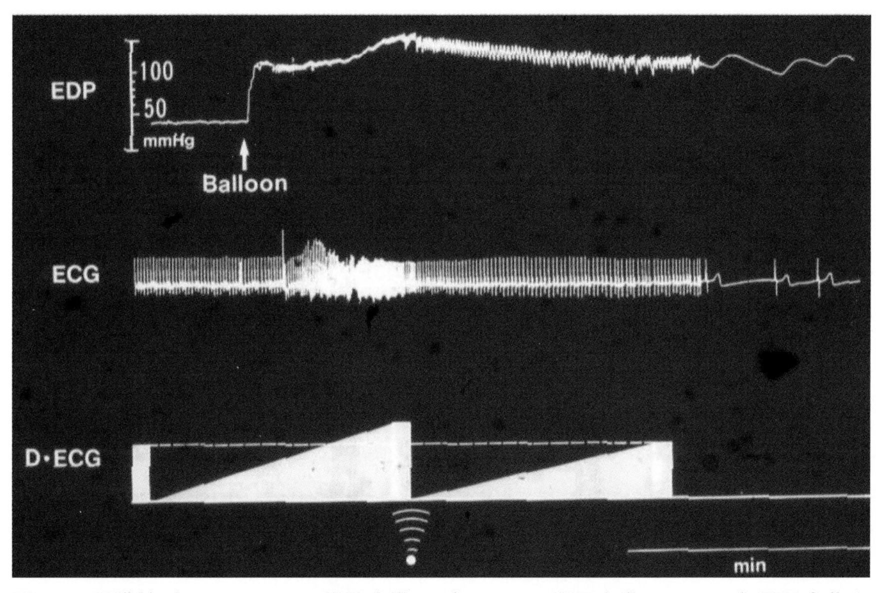

図 12　硬膜外バルーンによる脳圧亢進モデルにて、脳圧亢進によって心電図変化を D-ECG で検出が可能である。

2 心肺蘇生後患者の脳波および脳幹聴覚誘発電位による早期予後推察

臨床において脳波と誘発反応で予後推察が可能であるかを、心肺停止後に救命救急センターに搬送された患者について検討した。

心肺停止後の予後を左右するのは、bystanderの有無、搬送されるまでの時間、搬送中の心肺蘇生手技などが重要な因子と考えられるが、救命救急センターに搬送された時点で電気生理学的（脳波-EEG、脳幹聴覚誘発電位-BAEP）に脳機能を評価し、予後推察が可能かを検討した。

心肺蘇生後（48時間）のEEG、BAEPと予後について検討した結果、EEG平坦においてBAEPが確認できれば予後不良（遷延性昏睡に陥る可能性）であるが存命する。しかし、BAEPが消失している症例では回復は全く期待できない。すなわち、心肺蘇生後の脳波、誘発反応は脳機能の臨界点を示唆できる可能性が臨床で証明されたと考えられた。この現象は、先の動物実験において推察されたものと一致している。

意識が戻った患者の中で最も長く脳波が出現しなかった例は10.5時間、さらに一部脳機能が回復した例は17時間という報告があることより、心肺蘇生後24時間以内で脳機能の予後は推測される。心肺停止後に起こる電気活動の変動は、主に脳循環に依存する。EEGはrCBFが20ml/100g/min以下、誘発電位は15ml/100g/min以下で消失し、14ml/100g/min以下が45分以上続くと再灌流させても電気活動は回復しない。

本研究では、EEG、BAEPは心停止によるglobal ischemiaの病態を反映し、この2つの電気生理学的評価は予後推察因子となると考えられた。心拍再開後48時間以内にEEG θ 活動でBAEP（Ⅰ-V）波が確認できれば回復する可能性が十分あるため、低体温など積極的治療を続行すべきである。

低体温療法の効果として、CMRO2の減少、興奮性伝達物質（gultamateなど）の遊離抑制、頭蓋内圧降下などがあげられ、頭部外傷、心肺蘇生後に積極的に適応されている、

＜心肺蘇生後のCRITICAL POINT＞

心肺蘇生後の予後

EEG平坦→BAEP　Ⅳ－Ⅴ消失→BAEP　Ⅰ Ⅱ Ⅲ 波消失→死亡

△

臨界点

EEGが平坦でも、BAEP Ⅰ－Ⅲ消失までは死亡せず、SDだが存命する可能性がある。

参考文献

上田守三、鮫島寛次、中川儀英、村瀬　寛、桜井　勲：脳波および脳幹聴覚誘発電位による心肺蘇生後患者の早期予後推察．臨床脳波　vo39 no3 1997　永井書店

上田守三、牛久保行男：脳低体温療法の位置づけ．救急医学 22 巻 8 号　1998　へるす出版

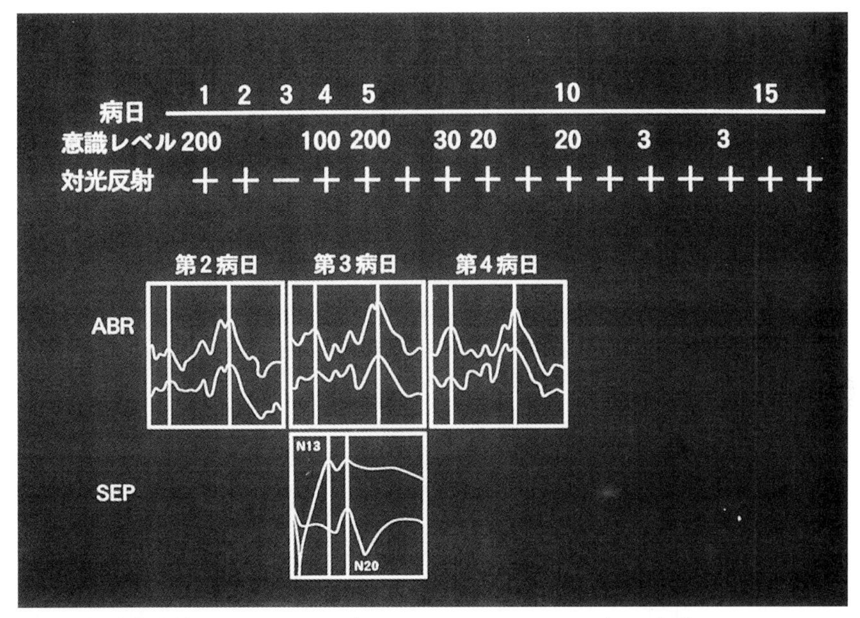

図１　心肺蘇生後の ABR、SEP（sensory evoked potential）の変動
心肺蘇生後において ABR、SEP が確認できた症例は回復した。

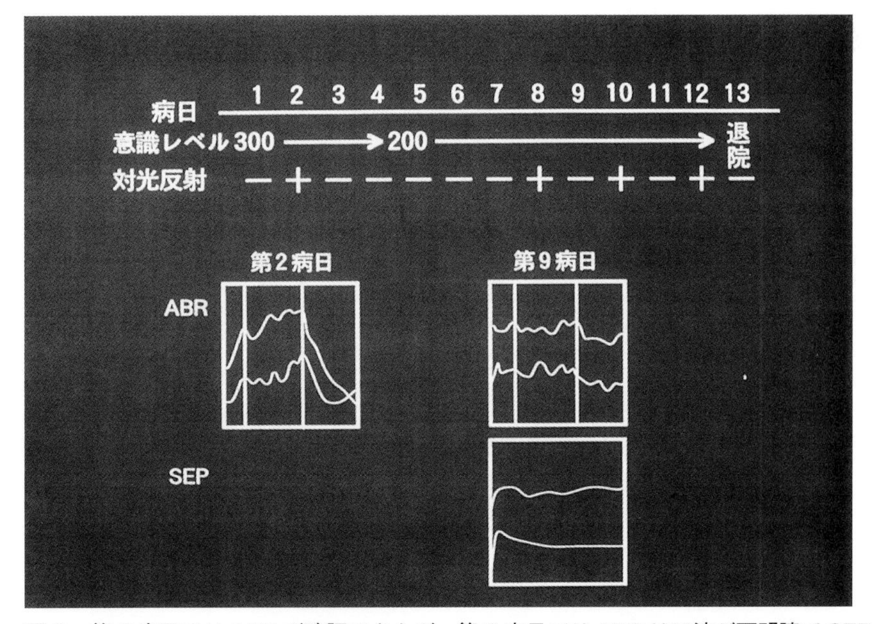

図２　第２病日では ABR が確認できたが、第９病日では ABR はⅤ波が不明瞭で SEP は確認できない。この症例は意識レベル 200 のまま退院した。

症　例	CPCR 開始から心拍再開までの時間	ABR	EEG（Hockaday 分類）	予　後
1	16 分	Ⅰ　:　1.72msec Ⅴ　:　6.26msec Ⅰ-Ⅴ　:　4.54msec	Ⅱb→Ⅰa，b	独歩退院 （89 病日）
2	21 分	Ⅰ　:　1.72msec Ⅴ　:　5.88msec Ⅰ-Ⅴ　:　4.16msec	Ⅳa→Ⅴa	prolonged coma （13 病日転院）
3	31 分	Ⅰ　:　1.80msec Ⅴ　:　5.93msec Ⅰ-Ⅴ　:　4.13msec	Ⅳb→Ⅴa	prolonged coma （15 病日転院）

図３　心肺再開までの時間がかかっても、ABR のⅠ - Ⅴ波が確認できたものは生命維持できた。

EEG	ABR	OUTOCME				
		D	SD	V.S.	MD	F
flat	NR	6				
	Ⅰ-Ⅲ		**1**			
	Ⅰ-Ⅴ(D)		**1**			
diffuse low voltage	NR	1				
	Ⅰ-Ⅲ					
	Ⅰ-Ⅴ(D)			2		
	Ⅰ-Ⅴ(N)			1		
diffuse θ mixed δ	NR	2	1			
	Ⅰ-Ⅴ(D)		2	2	1	
	Ⅰ-Ⅴ(N)			3		
diffuse θ	Ⅰ-Ⅴ(D)		1			
	Ⅰ-Ⅴ(N)				1	1
Burst Suppression	Ⅰ-Ⅴ(D)		1	1		
Sp & Wave	Ⅰ-Ⅴ(N)			1		
		9	7	10	2	1

図４　心肺蘇生後の EEG、ABR と予後
EEG が平坦で ABR の確認できない症例は死亡している。EEG が平坦でも ABR が確認できる症例は生命維持できる。

3 重症頭部外傷患者の治療方針と予後推察

重症頭部外傷においては、予後推察を常に要求される。予後推察は、手術適応、手術のタイミング、術後の病態、合併症（多発外傷）の有無など多くの要因に左右される。本研究では、頭部外傷の病態を画像診断と同時に意識レベル、誘発反応等によって把握しながら、治療進行中に予後を推察する方法を考えた。これにより、刻々と変化する病態から予後を推察することにより、患者の家族等に確かな説明ができる。

急性頭部外傷の予後判定因子として、GCS（glasgow coma scale）、CT、BSAR（brain stem auditory evoked response）、type of Injury があげられる。そこで、CT 所見から SOL（space occupying lesion）の有無、QPC（quadrigeminal plate cistern）描写の有無、GCS、BSAR、ICP control、OP（operation）の施行の有無の 6 因子を選択して治療の decision tree を作成し、それに従って治療し予後を検討した。

SOL：頭部外傷においては、SOL による正中構造の変位があるなら手術適応をまず考えるべきである。

QPC：SOL の大きさにより正中構造の変位（左右）や天幕切痕ヘルニアの所見、すなわち上下の変位が重要で予後を左右する因子になる。descending tentorial herniation の所見である perimesencephalic cistern の変化を Storving は指摘している。perimesencephalic cistern のうち QPC の描写が水平断に対して比較的垂直の位置に存在するため描出しやすい。ただし QPC の変形は、一次性の脳幹損傷と占拠性病変による descending tentorial herniation（DTH）によるものがある。

GCS：SOL が著明でなく手術適応もないが意識障害がみられる症例では、QPC が消失ないし変形している場合は一次性脳損傷による意識障害が考えられるが、その際の予後は GCS に依存する。GCS 8 以下は予後不良と言われ、3 以上 8 以下は重症であるが遷延性意識障害にて生存する可能性がある。

BSAR：さらに脳幹機能を確定するために BSAR を測定して、画像と電気生理学的脳幹機能にて頭部外傷の病態を推察する。

decision tree では、まず初診の画像診断から手術適応があるかないか（多発外傷などによる手術不能も含む）を判断し、病態に応じて上記の予後因子を選択して治療経過における病態を把握しながら予後の推察が可能になる。

この decision tree において、⑤コース -SOL“yes”と、⑧コース -SOL“no”の症例は脳機能の臨界点にあることより reversibility に挑戦するために、あきらめずに積極的治療（脳圧コントロール、低体温など）を続けるべきである。

＜頭部外傷の CRITICAL POINT ＞

GCS 4 以下→ BSAR Ⅲ - Ⅳ - Ⅴ消失→ BSAR Ⅰ - Ⅱ消失→死亡
QPC 消失

△
臨界点

GCS4 以下、QPC 消失は予後不良であるが、BSAR Ⅰ－Ⅱ波消失までは可逆性（厳しい予後）あり

参考文献

上田守三、松前光紀、山田晋也、篠田正樹、下田雅美、佐藤修、猪口貞樹、中島功、杉原隆：重症頭部外傷の治療方針と予後 - decision tree の作成 -. 救急医学 11 巻 1 号　1987　へるす出版

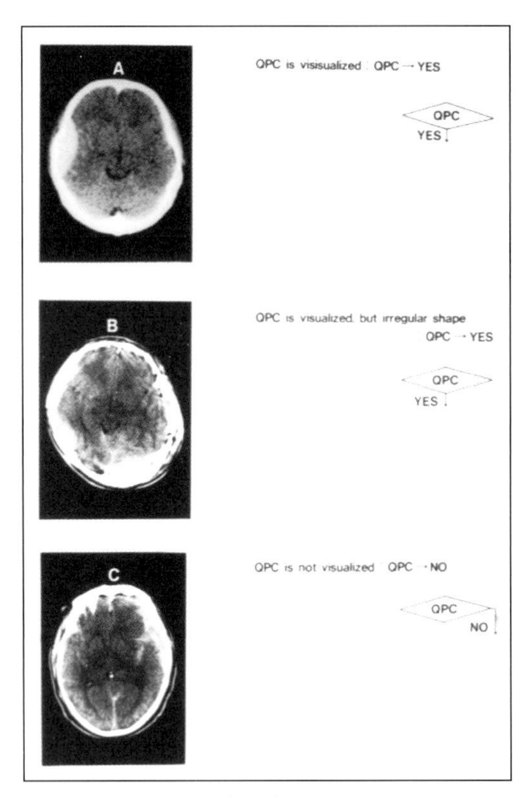

図１　QPC の分類（三型）
A：QPC 明瞭
B：QPC 変形
C：QPC 消失

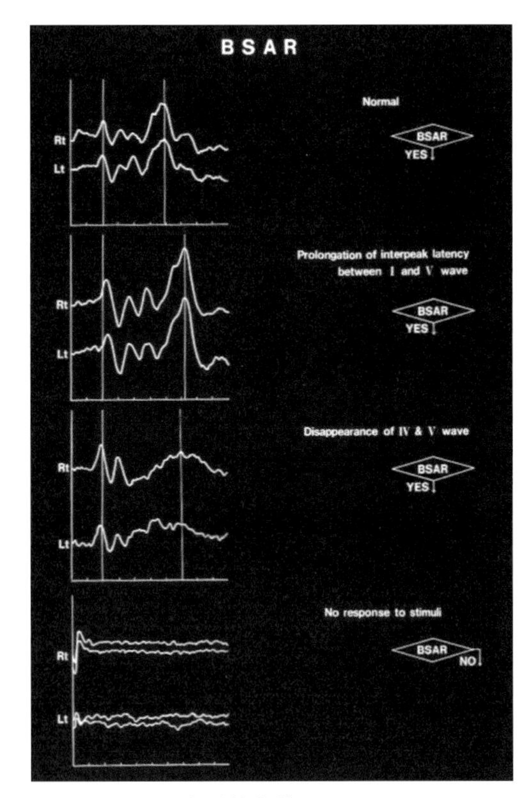

図２　BSAR の経時的変動

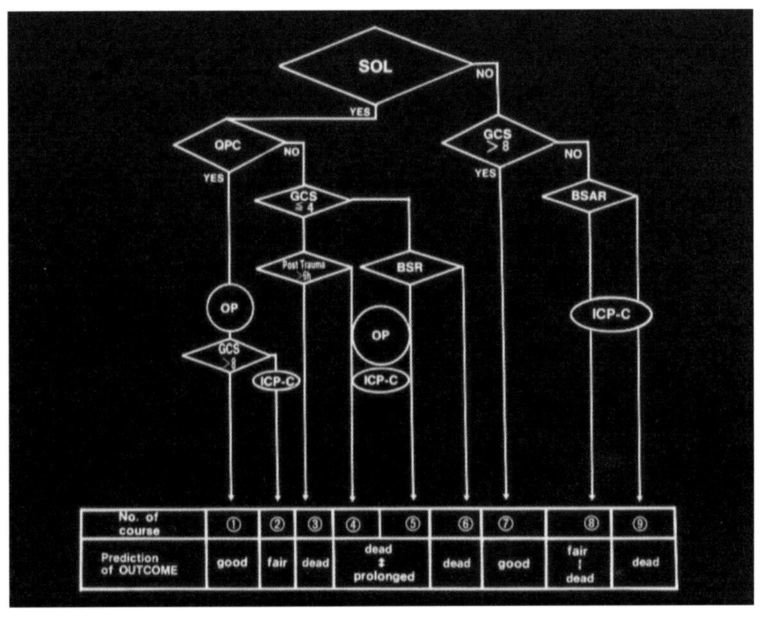

図3　治療の決定因子と治療の予後

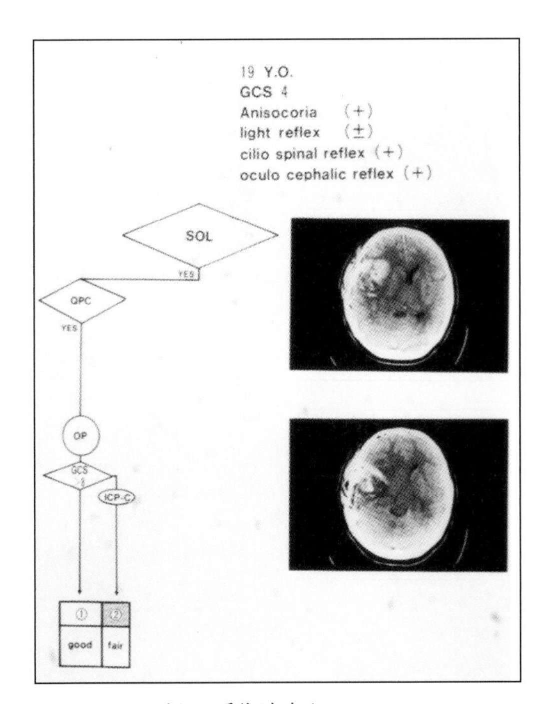

図4　SOL があり手術適応あり
QPC　確認（変形）
術後　GCS 8 以下
術後管理
予後　fair（コース②　死亡率 17%）

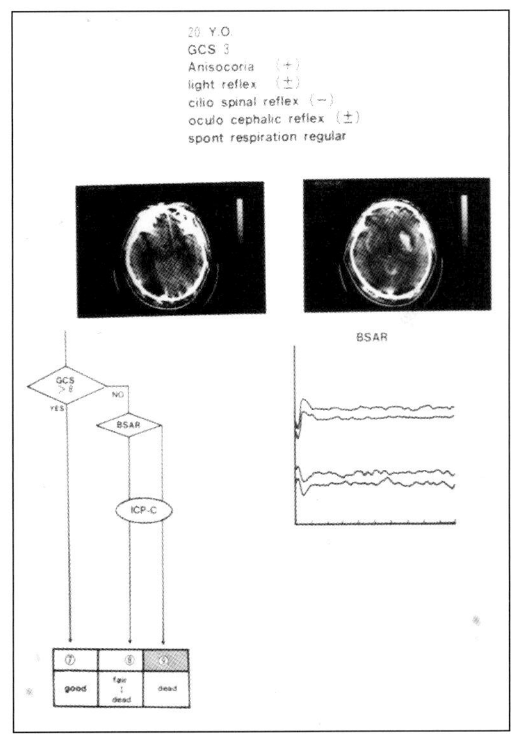

図5　SOL がなく手術適応なし
QPC　不明瞭（消失）
BSAR　反応なし
ICU 管理するも
予後　死亡（コース⑨　死亡率 100%）

Outcome following treatment under the decision making

Course No.	No. of cases	Outcome				
		good	fair	prolong	dead	motality rate(%)
①	10	10	0	0	0	0
②	17	6	6	2	3	17
③	1	0	0	0	1	100
④	5	0	0	0	5	100
⑤	6	0	1	0	5	83
⑥	3	0	0	0	3	100
⑦	21	20	1	0	0	0
⑧	14	3	5	3	3	21
⑨	14	0	0	0	14	100
Total	91	39	13	5	34	37

図6　全コースの予後
⑤コース、すなわちQPC（−）、BSAR（+）、GCS4以上はcriticalな症例であるが、ICP管理をすると救命可能である。

4 ICUにおける脳波の変動

ICU入室患者においては、脳疾患だけでなく多発外傷や多臓器不全による脳機能への影響も無視できない。すなわち、脳波の変動の要因として、器質的脳損傷の増大による徐波化、損傷周囲から広がる脳浮腫の増大に伴う徐波化、低酸素、低血糖、電解質異常などの代謝障害、悪化する脳循環障害などによる徐波化、脳幹網様体系の活動（ARF）の経時的な変化が考えられる。これらの変化は、経時的脳波観察によって検知が可能となる。画像では説明がつかない脳波の変動の要因を頭蓋外に求める検査を早急に進めることにより、全身管理ができ、結果的に予後を良い方向に導くことが可能となる。

さらに昏睡患者において、脳波上睡眠パターンが観察される症例では、ARFの機能が維持されて予後が良いと推察される。すなわち、脳波睡眠パターンの確認は重要な予後推察因子になる。

CSA：通常の脳波記録法では長期間記録ができないため、周波数スペクトル圧縮連続記録（CSA）法を用いる。CSAはFast Fourier Transform（FFT）によって脳波周波数連続スペクトルを経時的に圧縮し、各周波数帯域の時間的変動が鳥瞰図として観察できる。

CTE：10-20法の12部位より導出した脳波をFFTにて周波数解析を行いパワースペクトルを求め、δからβまでの帯域に分け平均パワーを求めてから等価電位を計算し、等電位図として表示する方法である。これにより、MRIなどの画像診断と脳波の局在性変化を二次元的にとらえ、画像上器質的障害とみられる部位における脳機能の残存性を確認し治療方針の一助とする。

参考文献

上田守三：電気生理学的脳機能モニター．集中治療　vo12 no10 2000　総合医学社

上田守三、牛久保行男、櫻井貴敏：脳波連続測定および解析．救急医学　25巻7号　2001　へるす出版

上田守三、櫻井貴敏、牛久保行男：救急医療とモニター．Clinical Engineering vol 13 no7 2002

有賀徹、上田守三、大和田隆、神野哲夫、島崎修次、杉本壽、前川和彦、横田裕行：平成11年2月28日に行われた高知赤十字病院における脳死下臓器提供者に関する日本救急医学会による医学的立場からの検証　報告書．JJAAM 1999 10:314-6

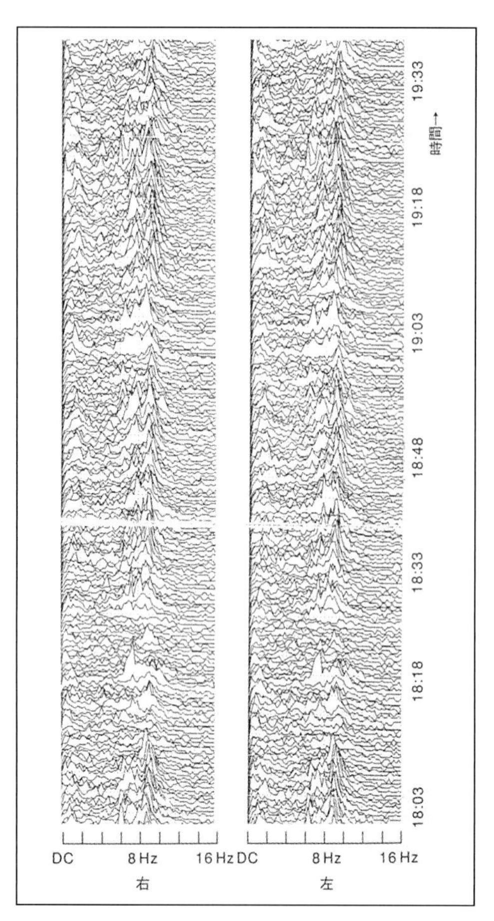

図１　CSAにて８－9Hz優位のピークが連続的にみられる。

15 52
15 37
15 22
15 07
14 52
14 37
14 22
14 07
13 52
16 Hz
16 Hz
CH1　312.5(μV)²/10mm　CH2　312.5(μV)²/10mm

<AMP>

ANALYSIS		SENS (V/DIV)	LF (Hz)	HF (Hz)	AC-FIL	MONTAGE
CH1	CSA	25μ	1	35	On	O1 -A1
CH2	CSA	25μ	1	35	On	O2 -A2

<CSA>
SPECTRUM : Power　4Hz FILTER : On
WINDOW : Off　TREND GAIN : ×4
INTERVAL : 30s

図２　徐波成分優位（6Hzピーク）でもパワーの左右差を認め、sleep cycleを認めない（ARFの障害あり）。

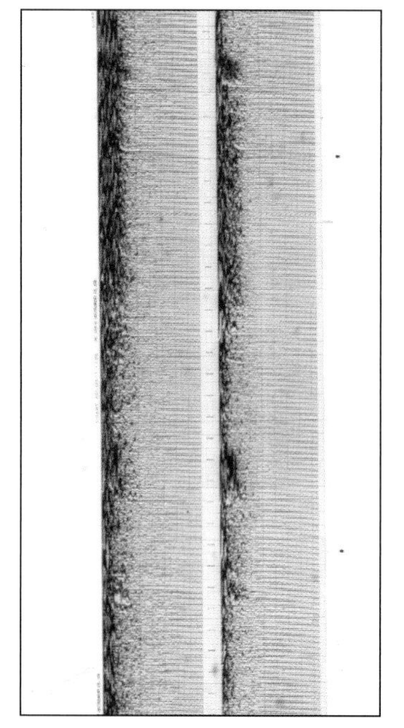

図３　CSAでは連続した徐波成分のみである。徐波成分内において変動がみられ、ARFの機能が残存していると考えられる。

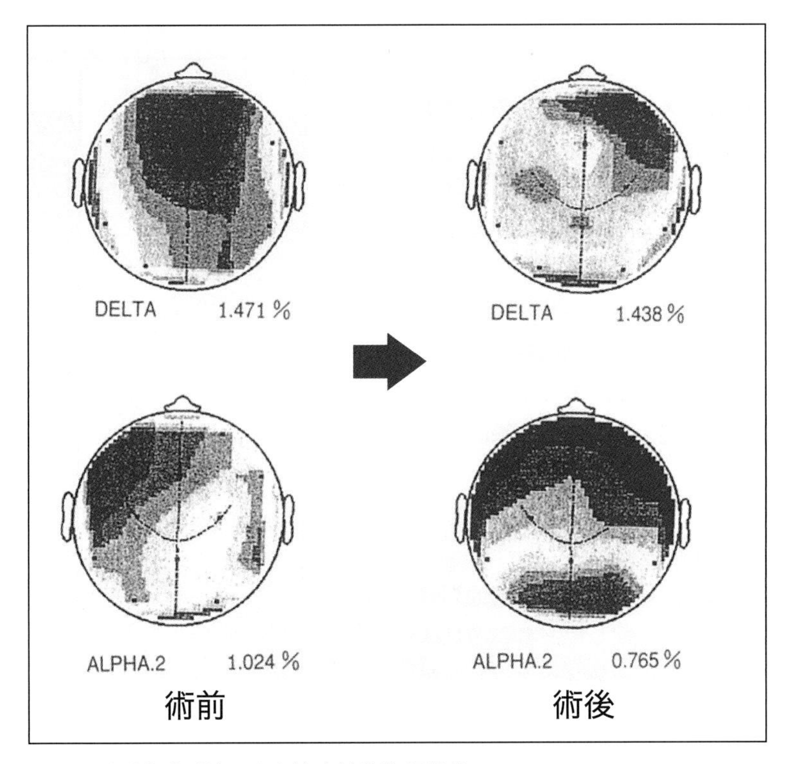

図４　動脈瘤破裂後の脳血管塞栓術施行前後の CTE
術前：前頭部にδ活動、後頭部にα活動は見られない
術後：前頭部のδ活動減少、後頭部にα活動出現
予後良好が推察された

5 心臓大血管手術直後（体外循環直後）の中枢神経障害の予測

心臓大血管手術後、しばしば片麻痺などの中枢性神経症状が発症することがある。心臓大血管手術後ICUに戻り、2、3時間後にはじめて中枢神経の異常を発見することがしばしばみられる。そこで体外循環使用による心臓大血管手術後の中枢性神経障害の発症を早期に予測できないかを検討する目的で、麻酔導入直後より体外循環開始から手術後体外循環中止し復温までの過程において、連続的にCSA（compressed spectral array）にて脳波基礎律動を観察した。

脳波基礎律動優位ピークは、体外循環直後より急激に徐波に移行し体温下降につれてさらに徐波化が進んだ。術後、復温後すみやかに脳波基礎律動優位ピークが徐波化から速波化に移行するのが通常で、異常な中枢神経症状は出現しなかった。しかし、大動脈遮断解除後、復温後、体外循環解除直後からCSAピークの速波化はみられないか、あるいは明瞭なピークがみられなかった症例では、術後に何らかの中枢神経症状が出現した。この観察より、CSAの変動パターンにより体外循環後の中枢神経障害出現の可能性を加温時より推察できることが証明された。

参考文献

鈴木一郎、金淵一雄、小出司郎策、川田志明、正津晃：体外循環後の中枢神経障害の早期発見―連続脳波モニターによる臨床的検討. 日本外科学会雑誌　第89巻7号　1988（指導）

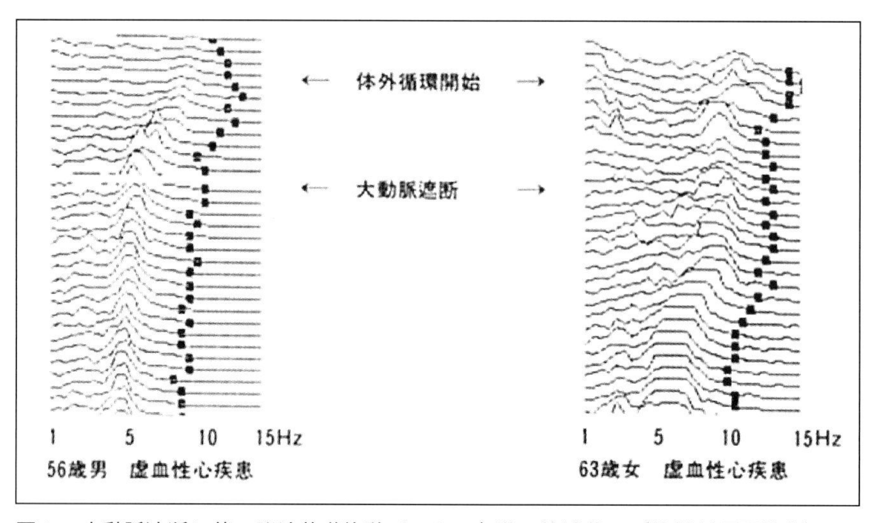

図1　大動脈遮断に伴い脳波基礎律動ピークは急激に徐波化へ（体外循環開始後）

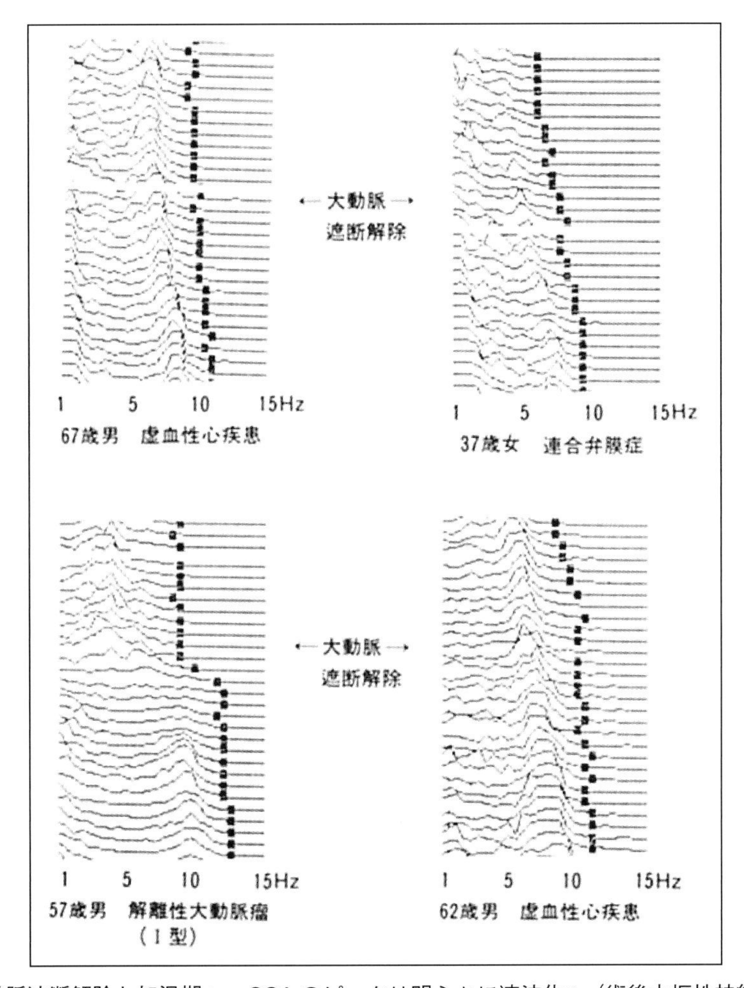

図２　大動脈遮断解除と加温期へ　CSA のピークは明らかに速波化へ（術後中枢性神経障害なし）

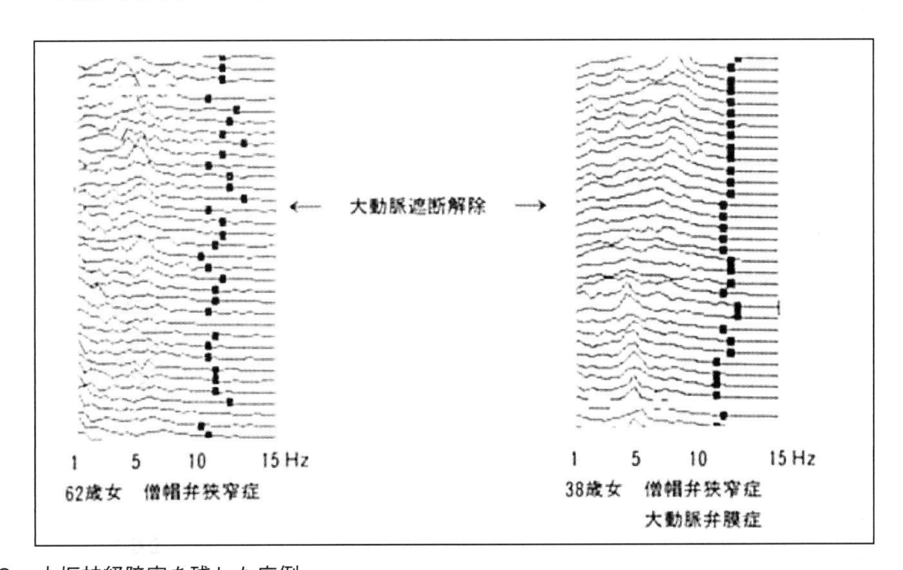

図３　中枢神経障害を残した症例
体外循環離脱後２時間の脳波の速波化がみられず、徐波帯域に残ったままである（術後中枢神経障害を残す可能性が、体外循環離脱後２時間で推察された）。

6 Central Conduction Time（CCT）の臨床応用

頭蓋内の病態がSEPに反映し、その記録が臨床に役立つかを検討するために、CCT（central conduction time）を応用し、頭蓋内の病態を推察した。

Humeらの提唱したCCTは、体性感覚誘発電位の頸髄から皮質上肢感覚野までの中枢伝導時間とみなされ、正常者において平均値の偏差が少なく、恒常性があることより臨床的に検査の信頼性があり、CCTの変動は脳の病態を鋭敏に反映するものと考えられる。

Jonesらの報告では、N13の電位は頸椎後索路上行繊維起源の誘発電位であるN20に関しては第一次大脳感覚野起源といわれる。正中神経刺激によるSEPの経路は、medial lemnics → dorsal colomn nuclei → thalamic nuclei → thalamic radiation → cortexという長いpathwayであるため、脳障害によって多かれ少なかれCCT（N13-N20）に影響を及ぼすことは考えられる。

頭蓋内病変を有する症例は、ないものに比し明らかなCCTの延長がみられる。さらにrCBFとCCTとの相関をみると、基準rCBF（内頸動脈にXeを動注してfunctional imagingを作成して非障害側半球の平均血流量47ml/100g/min（標準脳血流量と称す））に比し40％以上のrCBFが減少すると、CCTの7msec以上の延長がみられた。すなわち一般に、rCBFの減少とともにCCTの延長がみられた。そのうち経時的に追求できた外傷例においては、意識回復につれCCTが短縮した症例がみられた。

CCTを検討するにはSEPの解剖学的考慮をしないと誤解を招くことがあるが、CCTの延長は器質的障害以外の頭蓋内の病態悪化（脳血流低下、浮腫など）を示唆することが確認された。

Congenital hydrocephalus（水頭症）では、正常例に比しCCTの延長がみられた（有意差は認められなかった）。しかし、脳血管障害、外傷、脳腫瘍に水頭症が合併していると、合併していない疾患例に比し著明なCCTの延長がみられた。脳血管障害や脳腫瘍などの病態においては、interstitial fluidが不安定な動態であるが、水頭症という新たな病態が加わることにより、さらにinterstitial fluidの動態に悪影響を与え浮腫を引き起こし脳血流低下の結果CCTが延長すると考えられる。この観点から、CCTはCTでは鑑別できない皮質、皮質下の病態を反映し脳機能の指標になる。

参考文献

上田守三、松前光紀、佐藤修、鈴木豊、村瀬寛、櫻井勲：CCT（Central Conduction Time）の臨床応用．NEROLOGICAL SURGERY　15巻9号 1987　医学書院

上田守三、佐藤修：水頭症患者の中枢伝導時間．厚生省特定疾患　難治性水頭症調査研究班　昭和59年度研究報告書　昭和60年3月

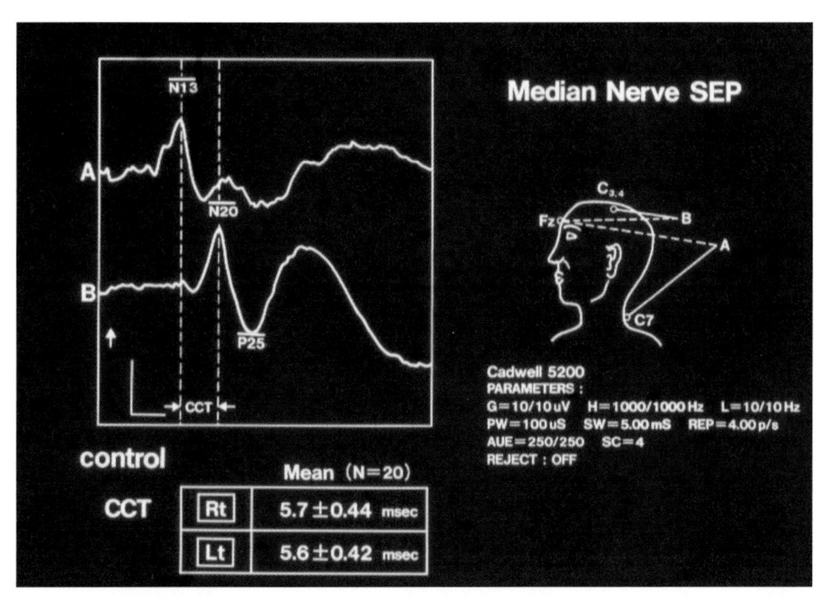

図1　CCTの検査法

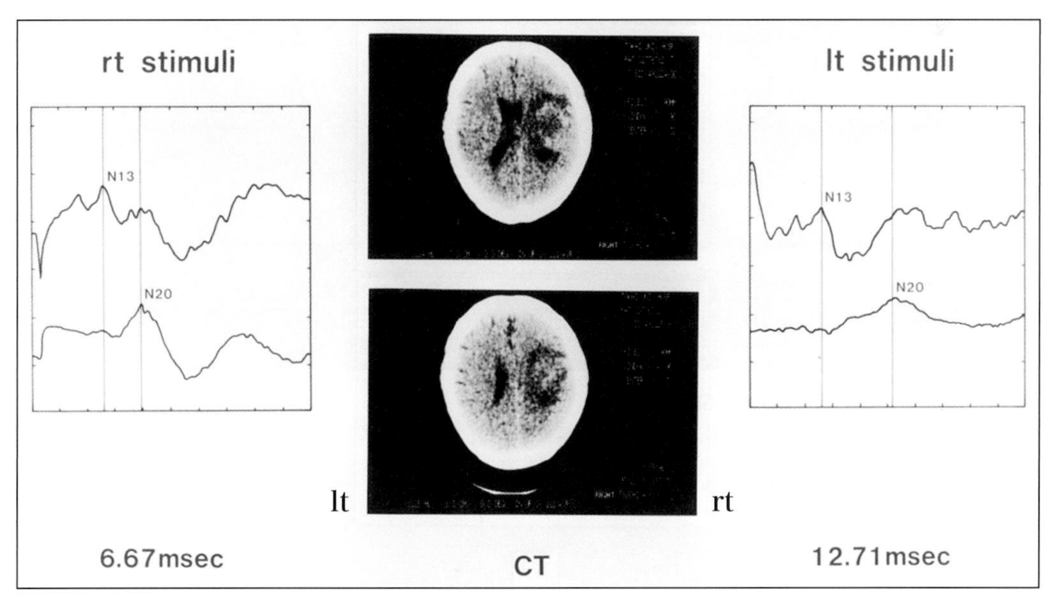

図2　右側頭葉に腫瘍あり
CCTは明らかに差がみられる（6.67msec、12.71msec）。

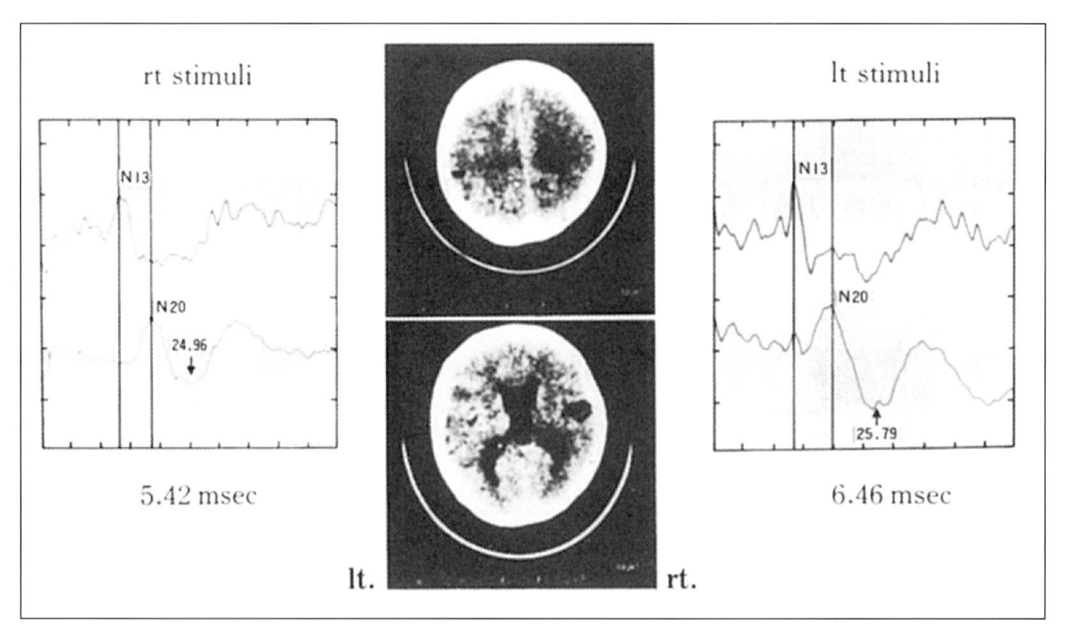

図３　外傷性くも膜下出血
右半球浮腫が著明で CCT に明らかな左右差がみられる（5.42msec、6.46msec）。

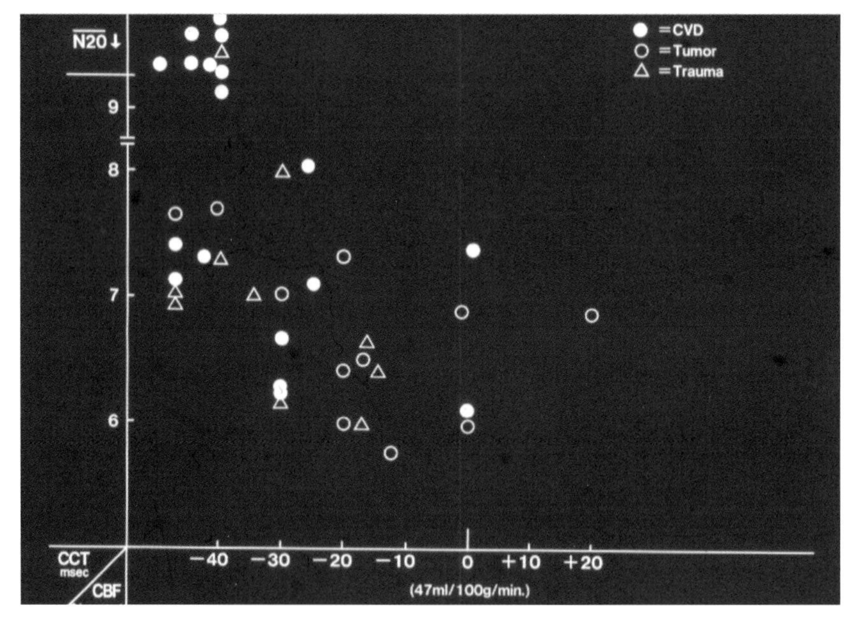

図４　CCT と脳血流の関係
脳血流低下につれて CCT の延長がみられる。

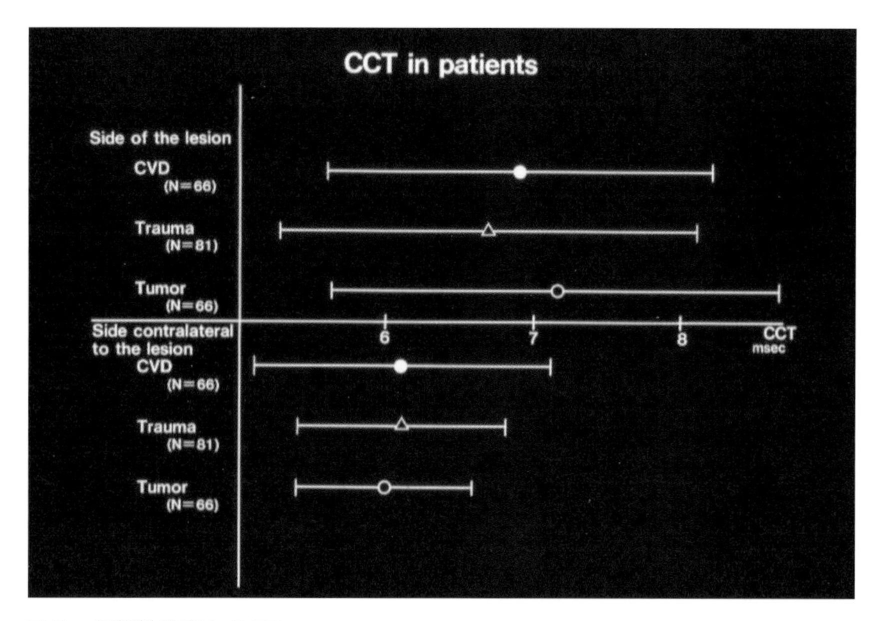

図5　器質的障害と CCT
明らかに障害側の CCT の延長がみられる。

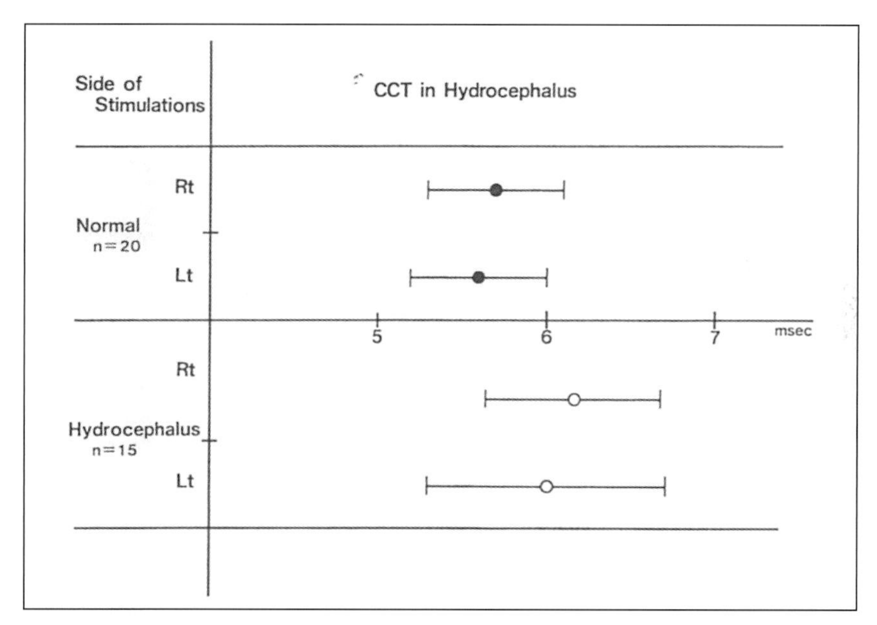

図6　congenital hydrocephalus の CCT
CCT は延長がみられるが、正常群とは有意差はない。

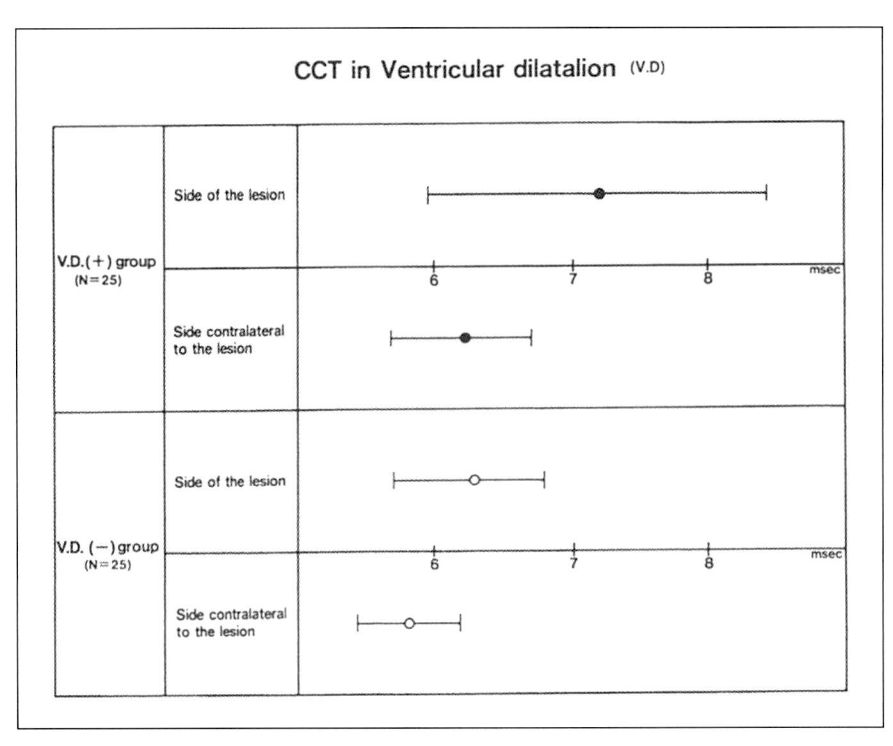

図７　脳室拡大を伴った脳疾患の CCT
脳室拡大のみられない症例に比し、器質的疾患に脳室拡大を伴うと明らかに CCT の延長がみられる。

7 急性期高度意識障害患者における脳波の変動

周期性異常脳波のPSD（periodic synchronous discharge）型、B-S（burst suppression）型は、generalized periodic slow-wave complexesとして分類される。これらの波形が特定の疾患や病態に高頻度に出現することはあるが、特異性は否定されている。重症意識障害の経過中にPSD、B-Sの異常脳波がみられるが、この時期の病態の本体は何かを確認するためEEG、BSR、CCTにて追及した。

脳挫傷後、ネンブタール療法中に出現したBurst SuppressionにおいてBSRのⅠ-Ⅴ波が確認できた。心停止後に出現した不全型PSDにおいて、BSRはⅠ-Ⅴ波が確認されたが、CCTにおいてはcortical responseが消失していた。両波形とも予後不良であった。これらより、周期性異常脳波の発生機序には一定した見解はないが、炎症性疾患、変性疾患（C-Jなど）、脳外傷、肝性昏睡などでみられる広範な高度大脳機能障害にともなう所見と考えられる。

また、完成されたMoyamoya病においてPVS（persistent vegetative state）になっている病態を、画像（3D-CT、MRI、SPECT）と電気生理学的所見（ABR、SEP、EEG-CSA）にて解析した。

画像検査では、MRI：脳室拡大（側角、第三脳室）および皮質の著明な萎縮、3D- CT：両側内頸動脈の閉塞、Willis ringの閉塞、SPECT：広範なCBFの減少があるが、ただ左側頭、後頭葉、小脳においてCBFは確認できる。電気生理学的検査では、ABR：Ⅰ-Ⅴ波確認、SEP：N20確認、EEG：Hockaday3bである。24時間CSAでδ域において周波数の変動が確認できたが、著明なarousal sleep cycleはみられなかった。

Moyamoya病は進行性のWillis ring閉塞が原因である。本例では遷延性意識障害に至った病態を明らかにできた。一部のCBFが維持され、バイタルサインは維持されているが、脳波CSA（compressed frequency spectral array）にてsleep-arousal cycleが観られないことより、ARFの障害がみられる。すなわち、この病態は進行するMoyamoya病5年間の自然経過であると考えられた。

参考文献

野地晃、村瀬寛、上田守三：意識障害時のperiodic EEGpatternの脳機能とその予後について. 臨床脳波　VOL28 NO 7 1996

Takashi Tsuzuki, Morikazu Ueda, Yukio Ushikubo, Hirotsugu Samejima: Pathophysiological findings of persistent vegetative state (PVS) following Moyamoya disease. THE SOCIETY FOR TREATMENT OF COMA vol 4　NEURON

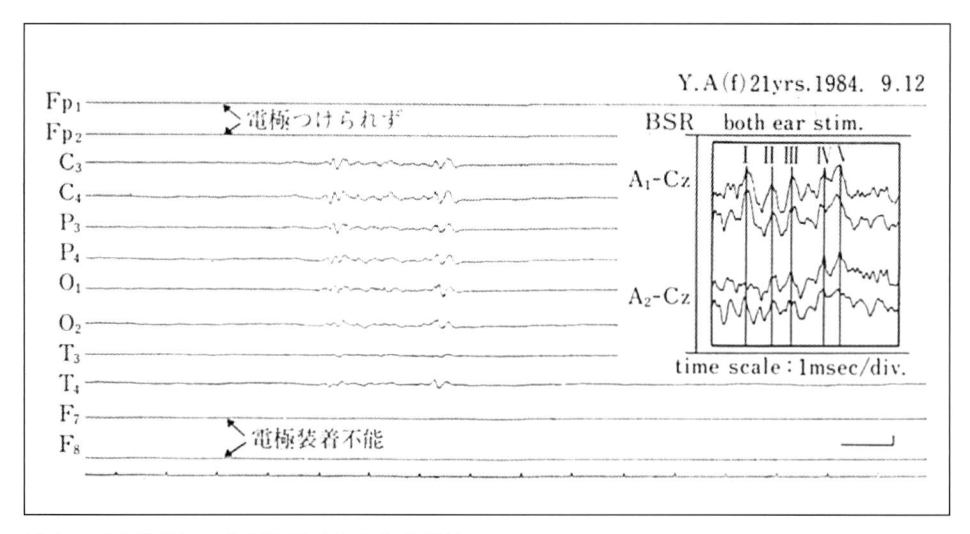

図1　バルビツレート療法下でのB-Sの脳波
BSRではⅠ-Ⅴ波が明瞭にみられる。

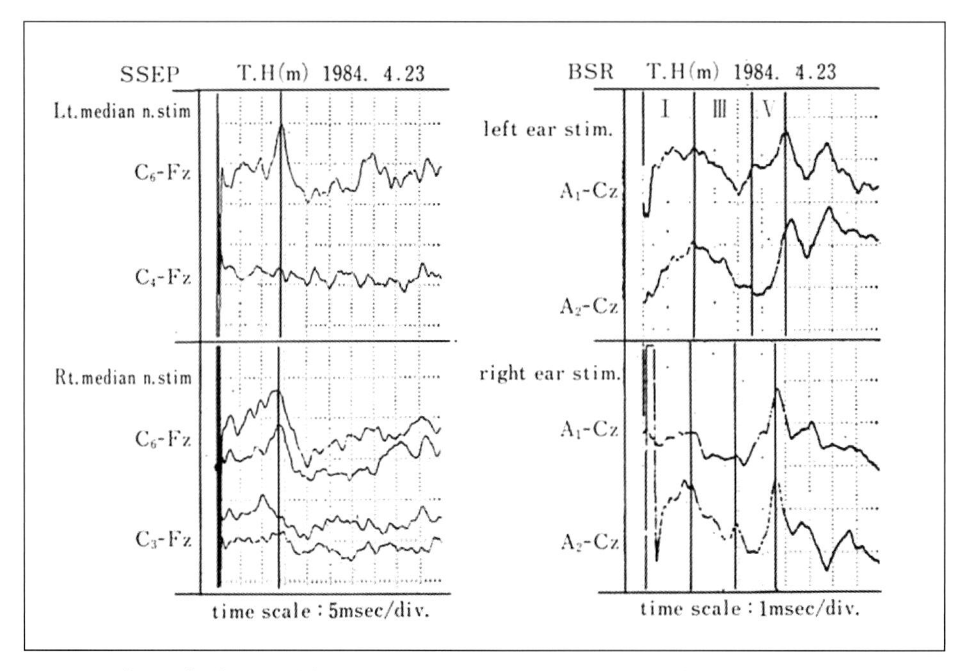

図2　脳波上不全型PSDが出現している症例において、CCTは確認できないが、BSRではⅠ-Ⅴが確認でき、広範な高度の大脳機能障害と考えられた。

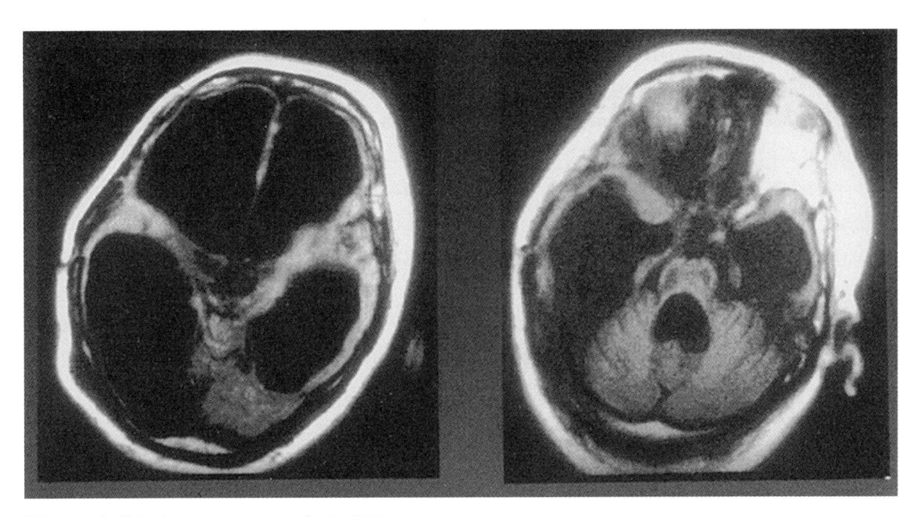

図3　完成したMoyamoya病のCT
脳室拡大（側角、第三脳室）および皮質の著明な萎縮がみられる。

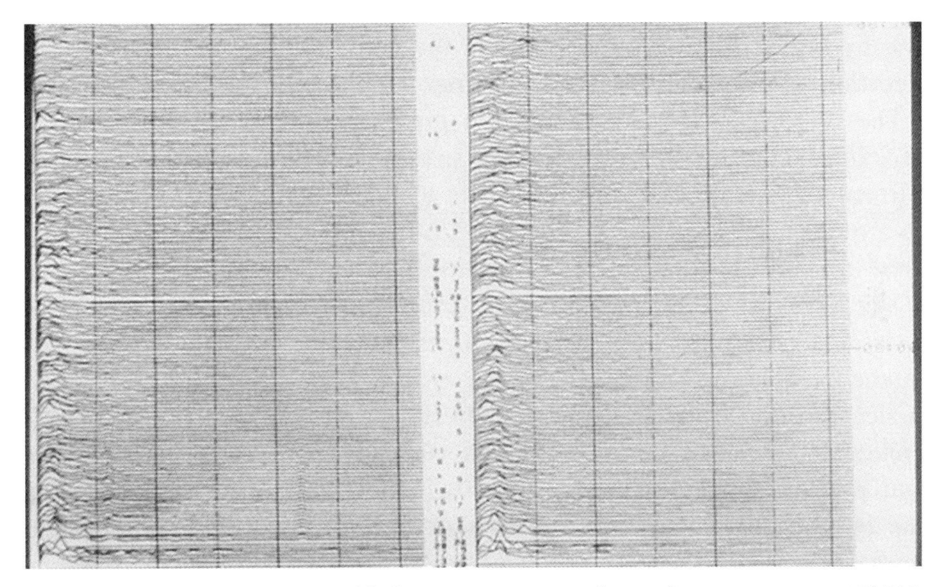

図4　Moyamoya病の形態はほぼ完成されている。ABR（Ⅰ－Ⅴ）、SEP (N20)　は確認され、EEGのCSAでは徐波成分（δ）のみで、さらにピークの変動は少なく単調であり、sleep cycleはみられないことより厳しい植物症と考えられる。

8 遷延性昏睡患者の長期臨床経過（脳波基礎律動パワースペクトルの変動）

臨床医にとって、遷延性昏睡状態患者に接した際に最も必要なことは、その臨床予後の把握である。臨床予後の推察にあたっては、その病因、治療法（手術の有無）などを考慮する必要があるが、意識障害に関する補助検査として脳波の解析は有力な情報となる。

脳波の発生機序に関しては、大脳皮質ニューロン自身の律動性興奮によるものとする自発説と、皮質 - 視床または皮質ニューロンが興奮巡回する反響回路説、視床中継核内の反復的抑制シナップス電位といわれる Anderson の説が考えられる。これによれば、脳には生理学的減衰運動系が考えられ、減衰振動過程は脳波の自己相関であらわされる。この自己相関関数をフーリエ変換し、そこに含まれる周波数の関数としたものがスペクトル密度（PS）である。すなわち、PS は脳波波形中に含まれる刺激の変換系として脳の特性についての情報を分析し数量的に表現しているものと考えられる。この PS による脳波基礎律動の解析により遷延性昏睡状態の脳の特性を把握し、さらに臨床予後を推察できないかを目的として行った。

最も長期間経過観察できた症例は、脳血管障害（脳底動脈閉塞）による遷延性昏睡患者 23 か月間の PS 記録である。PS のピークは δ 帯域にあり 8Hz 付近にも小さなピークがみられたが、ピークの速波への変動はみられなかった。頭部外傷例において 20 か月の PS を記録した。δ 領域に大きなピークがあり 10Hz 以下に小さなピークがみられたが、意識の変動はみられなかった。

臨床的に変化のなかった症例の PS では、徐波域に優勢なピークがあるが 8Hz 付近にもピークがあり長期間観察で変化がみられなかった。これは Jefferson の述べているように、脳幹網様体に小範囲に限局した障害があらわれていると考えられる。すなわち、一次的な脳の広範な機能障害からより小範囲に限局した脳幹の障害（Akinetic Mutism）の病態が自己相関 PS に反映している。

一方、臨床的に改善した例では、発症後 4 か月以内に意識の改善に先行し PS のピークが速波域へ移行した。皮質と皮質下（視床）との連絡が改善し、内外受容器のインパルスの増加をあらわしているのではないかと考える。

参考文献

上田守三、泉二郎、戸谷重雄、村瀬活郎、峯徹：遷延性昏睡患者の臨床経過と脳波基礎律動パワースペクトルの変動. 慶應医学　52 巻 6 号　昭和 50 年

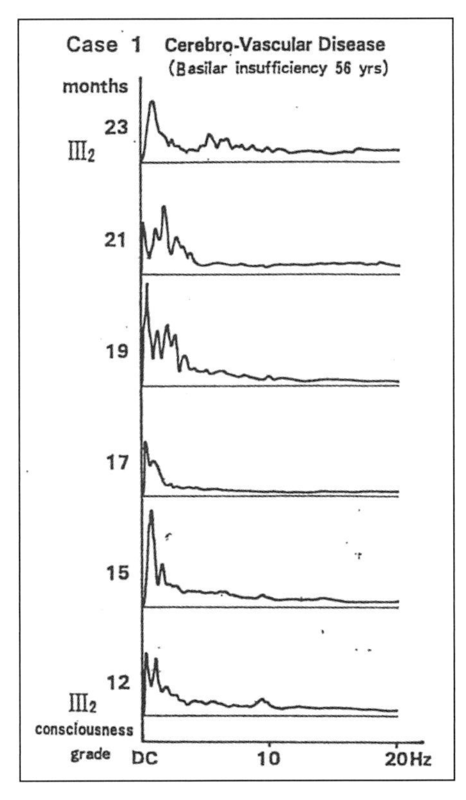

図１　脳梗塞（脳底動脈梗塞）の 23 か月間の脳波（PS）経過
ピークは徐波成分に slow α が混入している。経時的周波数変動はみられない。

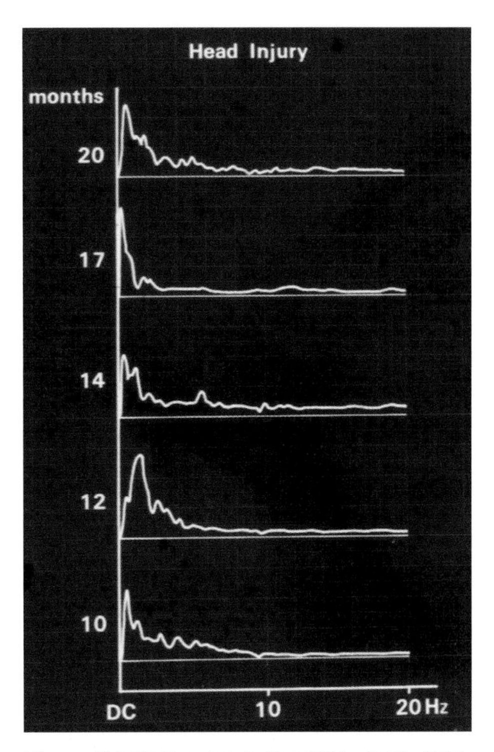

図２　外傷患者の 20 か月の脳波（PS）経過
徐波成分のピークに slow α に小さなピークがみられる。

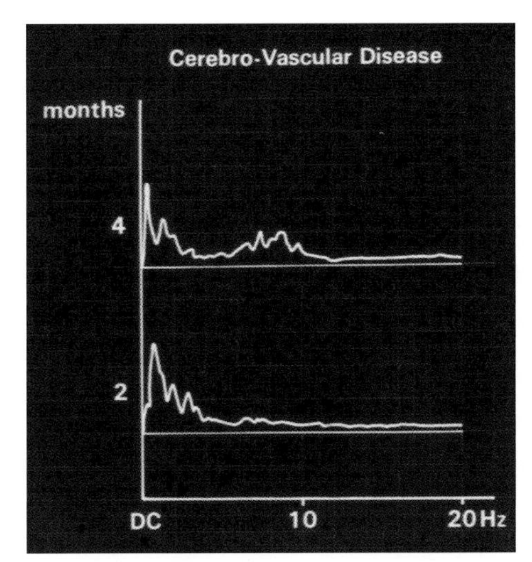

図３　脳血管障害で発症後２か月に入院した。３か月に V-P シャントを施行し、ピークが 10Hz に移行した。臨床症状は改善した。

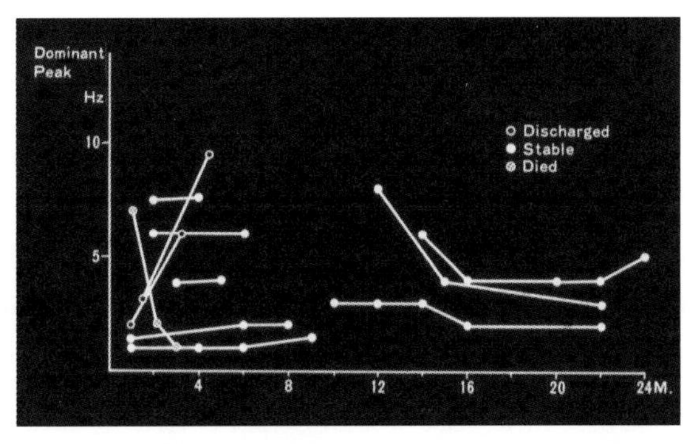

図４　経時的に経過観察すると、優位ピークの変動はほとんどなく臨床症状も変化なかった。臨床症状改善されたもの（２例）は著明なピークの変動がみられた。

9 脳障害後の運動機能と知覚誘発電位の変動

脳損傷後の運動麻痺の予後推察は、臨床医にとって最も必要なことである。また運動系の機能を論ずる際、感覚系の関与も重要な要素となる。

Woolseyによって体制感覚運動領野（SMI）の存在が明らかにされ、運動系の機能障害の回復とSEPの相関についてGlassmanは猫をもちいて研究を行った。今回、サルのSMIにて運動麻痺の回復過程と知覚誘発電位の相関性を検討した。

サル脳をもちい、感覚領の障害前後における知覚誘発電位と運動機能を観察した。SMIに36極の電極を設置し、皮質の通電破壊により感覚運動領の限局性障害を作製したあと、運動麻痺の回復と知覚誘発反応との相関性を検討した。知覚誘発反応の経時的観察は、運動機能回復過程の指標になった。これより運動の統合機構の解明にはfunctional reorganizationが示唆された。

また、SMIと同様に、内包において感覚系と運動系の線維が混在していることよりサルの内包破壊を通電にて作製し、運動機能の回復過程と知覚誘発電位の変動との相関性を検討した。内包破壊後、運動機能、誘発運動（電気刺激による）およびSEPを経時的に追及した。SEPの回復に並行して運動機能の回復がみられた。これは、皮質SMIの損傷における回復過程に近似している。すなわち、運動系は内包後脚前部が、体制感覚系は後脚後部を通過することにより、内包破壊による運動麻痺とともにSEP振幅の減少は考えられる。すなわち、SMI破壊と同様にSEPは運動回復の指標になった。

脳圧亢進時におけるSEPの変動を調べるため、猫のLGB（外側膝状体）を刺激して後頭葉で視覚誘発電位（VER）を観察し、脳圧亢進モデルを作成した。

硬膜外バルーンで脳圧亢進状態を続ける際に一定速度で脳圧を上昇させると、VERの陰性成分→脳波平坦→VER陽性成分消失→瞳孔散大、という経過をたどる。VER陰性成分消失時点で減圧すると回復するが、VERの陽性成分が消失するまで脳圧亢進を続けると、減圧しても回復しない。（上村）

また、CPP、SAP、EDP、SEP、CBFを猫にて測定し、硬膜外バルーンで脳圧亢進状態を作成し、SEPの減少と平坦化の時点を検討した。皮質CBF　19ml/100g/minがSEP消失の閾値で、また15min圧迫が回復の閾値である。（Izumi）

頭蓋内手術操作における脳ベラによる脳圧排は不可避であり、圧力や時間によっては脳挫傷や脳機能障害を引き起こし、非可逆になる可能性がある。

そこで、局所脳圧迫モデルを猫で作成し、SEP N1の消失するcritical CPPは60mmHgであり、30分間の圧排で30mmHgがSEP回復可能な限界の圧であると確信した。（原田）一方、compression load（圧迫圧×圧迫時間／面積）と圧迫解除120分後のSEPN1振幅回路に相関関係がみられた。すなわち、compression loadが600mmHg・min/cm^2以下であれば回復は良好である。(宮原)

両実験より、局所脳圧迫の機能的指標にSEPの変動が有用であると考えられた。すなわち、脳ベラの長時間の圧迫は脳機能低下の一因になるので、脳ベラの使用時間を減らすべきである。

参考文献

戸谷重雄、飯坂陽一、石田吉亨、上田守三、上村孝臣、秋山武仁、泉二郎：サル脳感覚運動領の傷害前後における知覚誘発電位と運動機能の観察. 脳と神経　29巻第1号　昭和52年

秋山武仁：定位的内包破壊後の運動麻痺の回復に関する基礎的研究. 慶應医学　57巻第2号　昭和55年

上村孝臣：急性頭蓋内圧亢進に伴う視覚誘発電位の検討. 慶應医学　50巻　1973

Jiro Izumi, Shigeo Toya, Takeshi Kawase, Shunichi Okui and Youichi Iizaka: Somatosensory Evoked Potential and Cerebral Blood Flow in Increased Intracranial Pressure: An Experimental Study. Stroke and Microcircuation Raven Press, Newyork 1987

宮原保之：脳局所圧迫における脳機能の可逆性に関する基礎的研究—体性感覚誘発電位と蛍光血管撮影による検討—. 慶應医学　68巻第5号　平成3年

原田俊一：局所脳圧排の神経機能および脳血流量におよぼす影響の実験的研究. 慶應医学　69巻第1号　平成4年

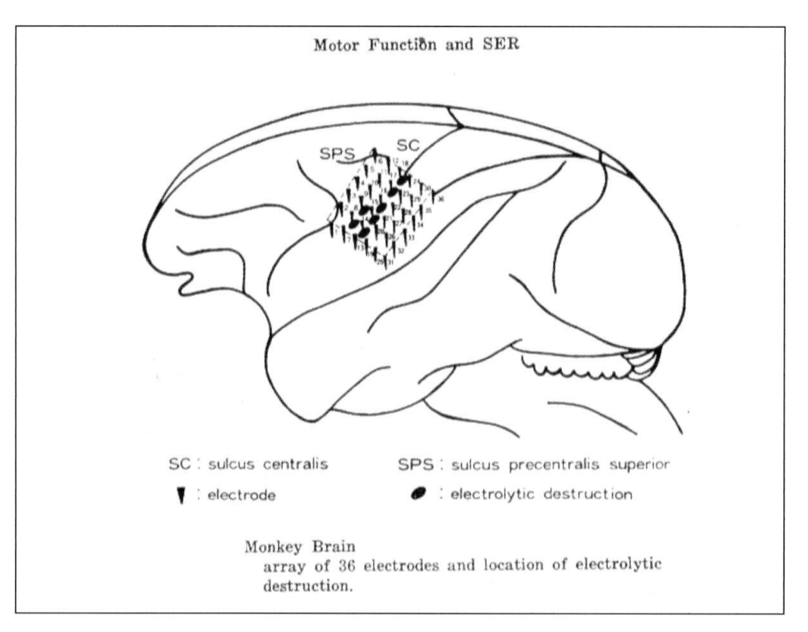

図１　サルの第一次体性感覚運動領の皮質に 36 極の電極を設置し、体性感覚運動領を通電破壊して限局性障害を作成し、運動機能と SEP を経時的観察した。

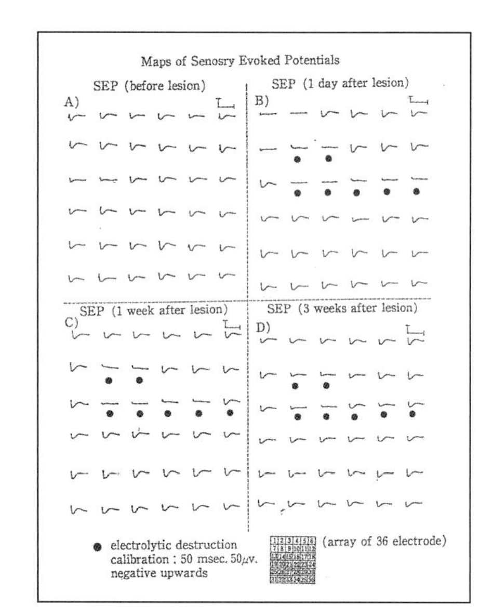

図２　障害前後の SEP
SEP は 3W 後に一部回復した。

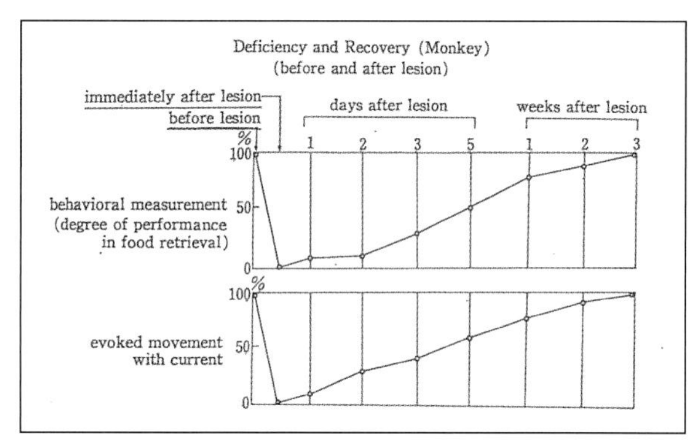

図３　SMI 損傷後の運動機能の回復過程
運動機能は３W 後に回復した。

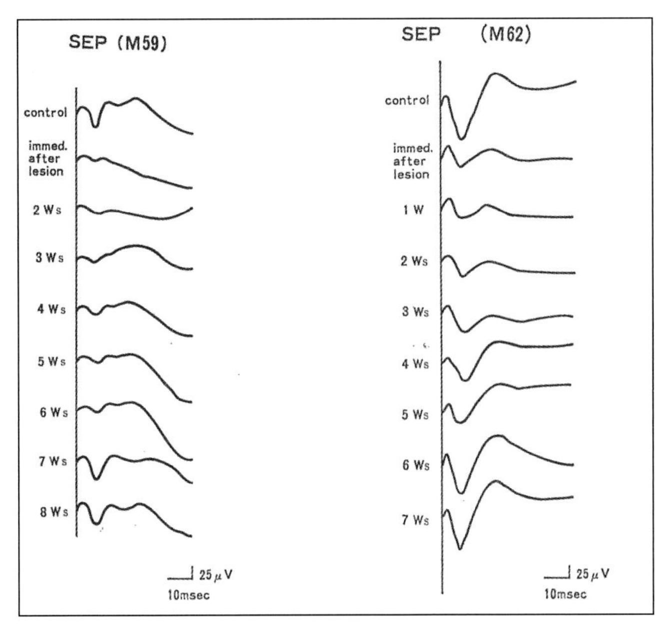

図４　内包後脚前部（右手指の誘発運動を確認して）を電気刺激にて破壊したあとの経過観察
SEP は内包破壊後振幅減少したが、潜時に変化なく経時的に振幅の増大がみられた。

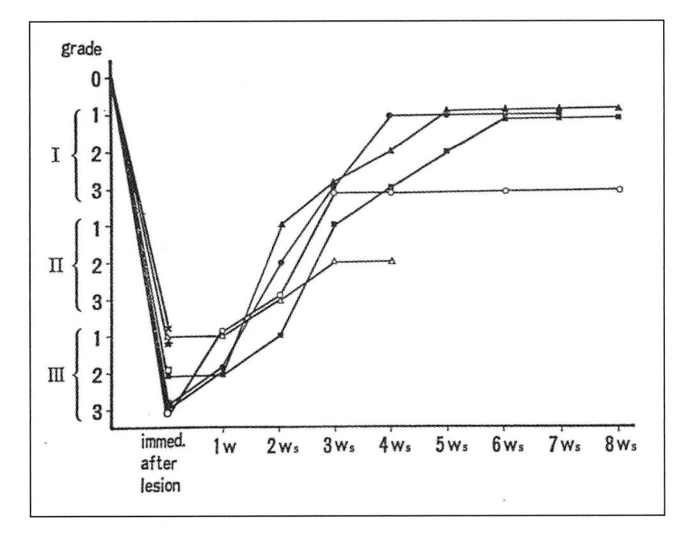

図５　内包破壊後の運動機能経過
破壊後３W にて回復した。

10 事象関連電位 P300 の応用

認知症の診断にあたっては、簡易認知評価としての HDS-R、あるいは痴呆の診断に MMSE などが使用されている。しかし、認知症の検査にあたって、構語障害、運動障害など他の疾患による機能障害を伴う人には上記の検査を完璧には行えない。そこで、脳機能の評価に事象関連電位を応用し認知機能検査の一助にならないかを検討した。

光、音などの外来からの刺激や運動動作に関連した脳の電気活動の変化を記録したものを事象関連電位（event related potential；ERP）という。この電位変化は極めて小さい変化であり背景脳波に隠れているため、一施行ごとに観察することは困難である。そこで、多数回の施行による反応を平均加算法にて信号 / 雑音比をあげ、背景脳波から刺激や動作と関連した電位変化を視覚化することによって目的とする ERP を得ることができる。

Sutton らによる P300 は、異なるいくつかの感覚刺激（聴覚、視覚、体性感覚刺激）に対して標的刺激となる刺激のみに注意させるという課題を施行し、標的刺激と非標的刺激で出現する波形を比較すると標的刺激のみに刺激後 250-400msec のところに陽性の反応が出現する。

一般に、容易に弁別できる 2 種類の音刺激としてよく用いられるのは 1,000Hz と 2,000Hz の純音で、前者を高頻度（80-90％）、後者を低頻度（10-20％）に与え、低頻度刺激を標的刺激としてその数を数えさせ、キー押しをさせるなどの弁別反応時間課題を用い P300 を検出する方法である。しかし、低頻度刺激を数えさせ、キー押しを被検者に課さずとも P300 が検出でき、大きな差がないことも証明されている。

与えられた刺激に対して特異的に反応し、常時一定の振幅、潜時にて刺激直後から頭皮上に出現する成分がある。これは、刺激の強さや被験者の意識レベルの変化に応じて一定の変動をしめすものの、外部刺激によって受動的に生じた電位で、外因性誘発電位という。この電位は、刺激の伝導路の傷害によって潜時あるいは振幅に異常をきたす。

それに対して内因性電位は、大脳内から能動的に自発してくる成分で、たとえ外界から刺激が与えられなくても生じてくるもので、刺激の物理的要素のみに依存しない成分である。この内因性電位の発生は、被験者の経験、意欲、意志決定などに大きく依存している。

内因性誘発電位 P300 の発生の起源は、海馬説、視床説、multiple generator 説などがある。聴覚刺激の内因性 generator は高頻度刺激と低頻度刺激との弁別能力に依存し、高頻度の刺激が海馬に storage される能力を反映している。

P300 発生の過程は、課題遂行を担う 2 つの系、すなわち感覚刺激処理系と運動反応処理系の起源の一定の神経回路網が対応する。すなわち、working memory（作動記憶）を積極的に抑制解除し次に備えるという context updating（環境を更新する）を P300 が反映している。音刺激によって発生した P300 の内因性電位の generator が、海馬より側頭葉、前頭葉、頭頂葉に伝搬し、最終的に頭頂葉に P300 誘発電位として出現するものと考えられる。

P300 の高電位集積が頭頂葉にみられず、前頭葉あるいは側頭葉にみられるのは、内因性電位の generator の伝搬障害によるものか、海馬の内因性 generator が弱いのが原因である。トポグラフィーによって、この内因性電位の伝搬過程を頭皮上分布として視覚的に捉えることができる。

はじめに意識の変動に伴うトポグラフィー類型順位スコアを作成し、さらに慢性硬膜下出血術前後の認知機能（HDS-R スコア）との相関性を検討した。慢性硬膜下出血術前後における HDS-R スコアと P300 トポグラフィー類型順位スコアを分析した結果、HDS-R スコアと P300 トポグラフィー類型順位スコアとの相関性を認めた。
この結果、P300 トポグラフィーは認知機能評価として他の検査の補完として役に立つ検査と考えられた。

参考文献

Morikazu Ueda, Takashi Tsuzuki: Correlation between consciousness level and distribution of P300 topography. The Society For Treatment of Coma
Takatoshi Sakurai, Morikazu Ueda, Hideaki Izukura, Yukio Ushikubo, Hirotugu Samejima and Masayoshi Koizumi: Correlation between Glasgow coma scale and distribution of P300 topography. Recent Advances in Humann Neurophysioogy 1998 ELSEVIER
櫻井貴敏：慢性硬膜下血腫患者の認知機能評価—P300 トポグラフィーによる評価—. 東邦医会誌　50巻　平成 15 年 7 月

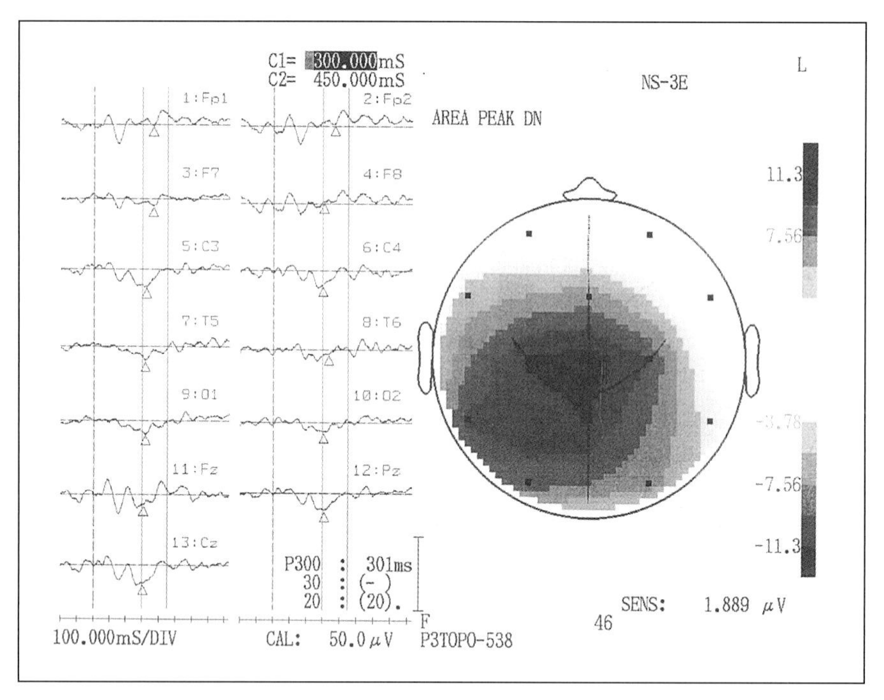

図1　能動的注意を払うことで300-400msecにて頭頂部優位に陽性電位が誘発される（頭頂葉集積パターン）。

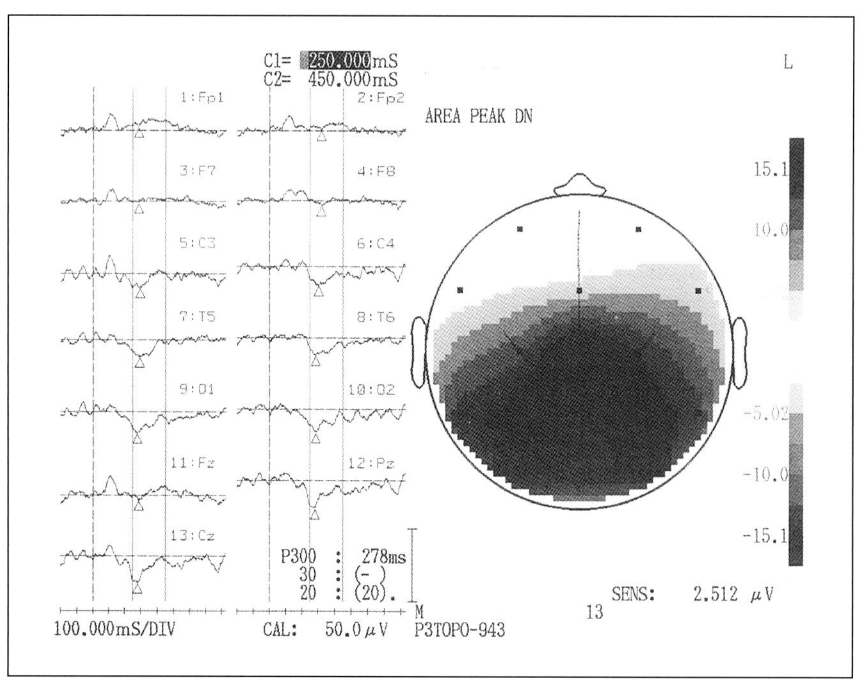

図2　後頭葉集積パターン

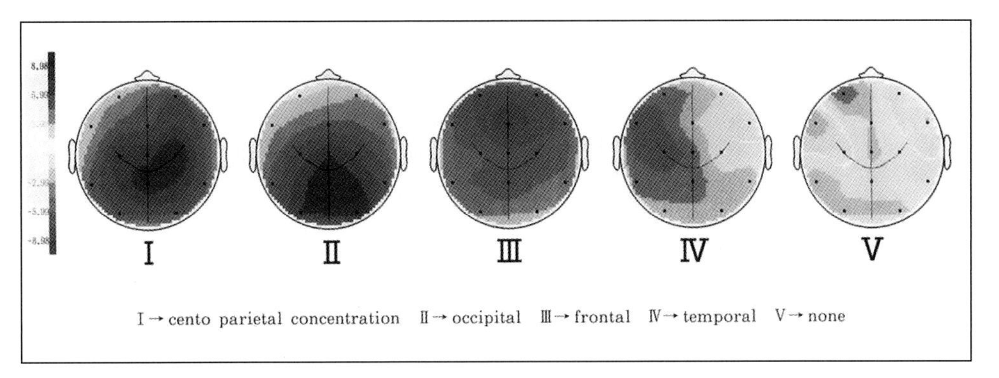

図 3　P300 topography rank score
意識のレベル（JCS スケール）により P300 トポグラフィー類型順位スコアを作成し、HDS-R スコアとの対応を検討した。
Ⅰ型　頭頂葉集積パターン
Ⅱ型　後頭葉集積パターン
Ⅲ型　前頭葉集積パターン
Ⅳ型　側頭葉集積パターン
Ⅴ型　集積パターンなし

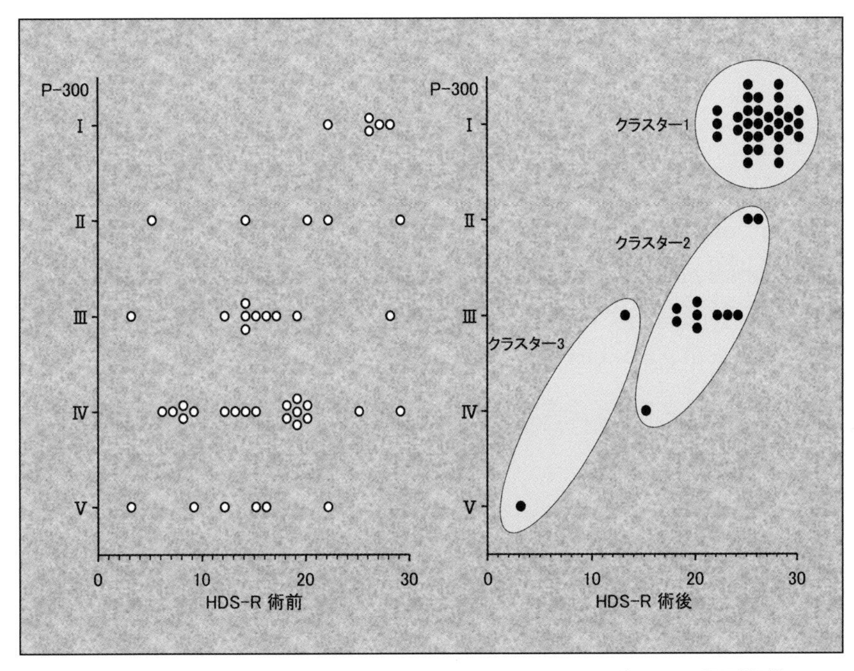

図4　慢性硬膜下出血手術前後の HDS-R スコアと P300 トポグラフィー類型順位スコア
術前では P300 類型パターンはランダムであったが、術後クラスター分類にて P300 トポグラフィー類型順位スコアと HDS-R の相関性が確認された。すなわち、慢性硬膜下出血患者の HDS-R スコアと P300 トポグラフィー類型順位スコアが混在しているが、術後明瞭な相関がみられた。すなわち、慢性硬膜下出血患者では意識あるいは認知機能障害はさまざまであるが、術後脳機能がもどることが明瞭である。

11 サーモグラフィーの脳神経外科手術への応用

物質の微少な温度差を画像化して捉えることが可能であるサーモグラフィーを利用し、脳深部の脳腫瘍を脳表面から検知した。開頭後、側頭葉深部腫瘍の位置をサーモグラフィーにて確認し、最も侵襲が及ばないアプローチ法を決定して短時間で脳腫瘍の摘出を試みた。なお、サーモグラフィーの解像度では皮質の構造が不鮮明なためにCCDカメラを同期させ、脳表の構造を明瞭に捕えた（サーモナビと命名)。

Eloquent areaにおける脳腫瘍の手術には、非侵襲手術が要求される。中心溝にかかる脳腫瘍の摘出で運動領皮質を保護するために知覚領皮質を同定するにあたって、対側の正中神経の電気刺激による誘発電位を観察することが一般的に行われている。しかし、誘発電位確認には複数の電極を脳表に設置しないと知覚領全域を二次元的に捉えることができない。そこで、脳神経細胞が興奮すると熱を発生（ジュール熱）する原理より、誘発電位を確認する代わりにサーモグラフィーにて発生熱を捉えることで知覚領を二次元的に同定することが可能であった。その結果、非侵襲的に腫瘍摘出術ができた。

参考文献

Morikazu Ueda, Tatoshi Sakurai, Keiichirou Kasai, Yukio Usikubo, Hirotsugu Samejima: Localisation of sensory motor cortex during surgery by changes of cortical surface temperature after median nerve stimulation. The Lancet Saturday 23 August 1997

山内章弘、今井文博、川瀬司、加藤庸子、三宅聰行、神野哲夫：覚醒手術を用いて全摘した感覚運動野の腫瘍の１例ーテクニシャンの立場よりー．藤田学園医学誌　2000　vol24

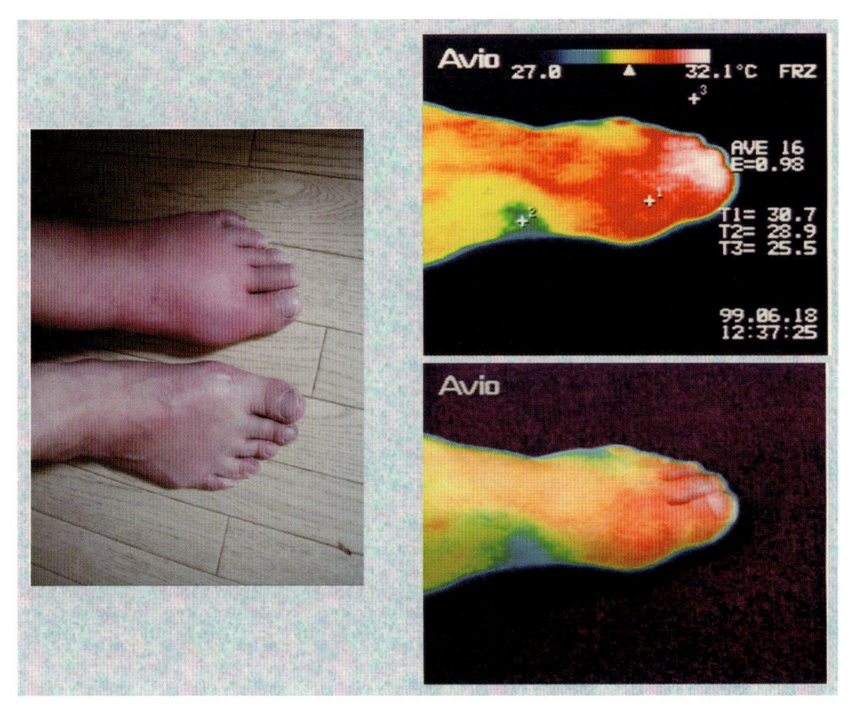

図１　CCD カメラとサーモグラフィーを同期させてサーモ画像（サーモナビと命名）を作成した痛風の足である。上段はサーモグラフィーのみ、下段はサーモナビ。

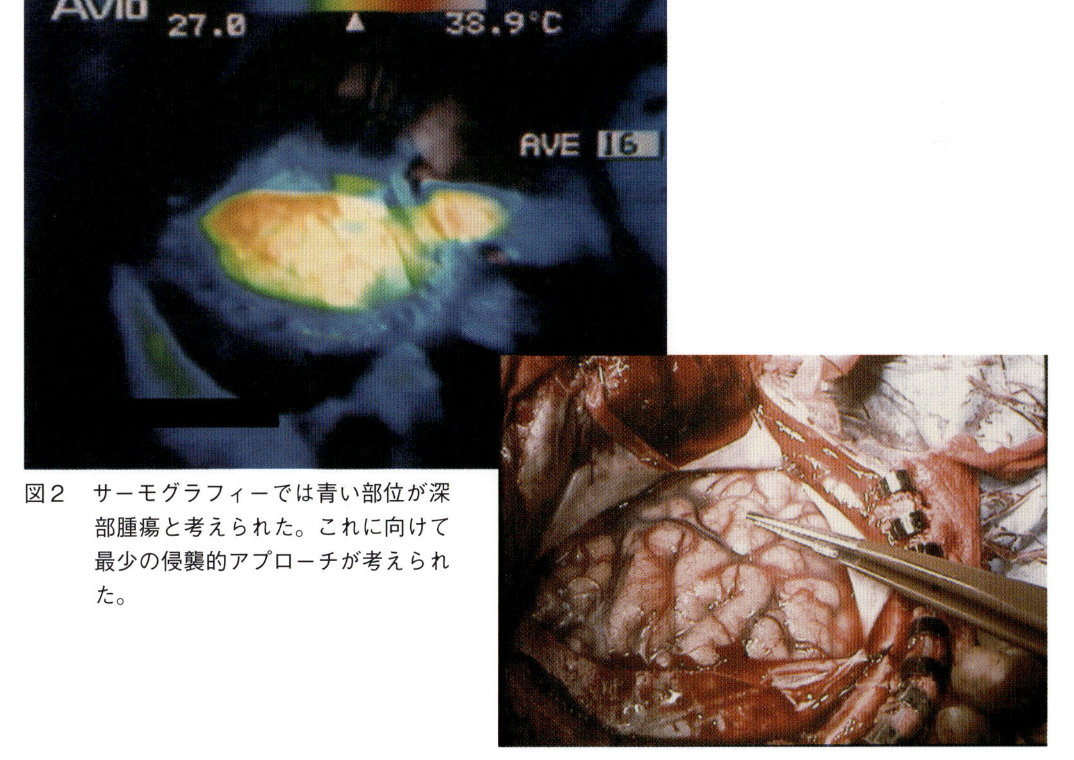

図２　サーモグラフィーでは青い部位が深部腫瘍と考えられた。これに向けて最少の侵襲的アプローチが考えられた。

図３　脳表からは腫瘍を確認できない

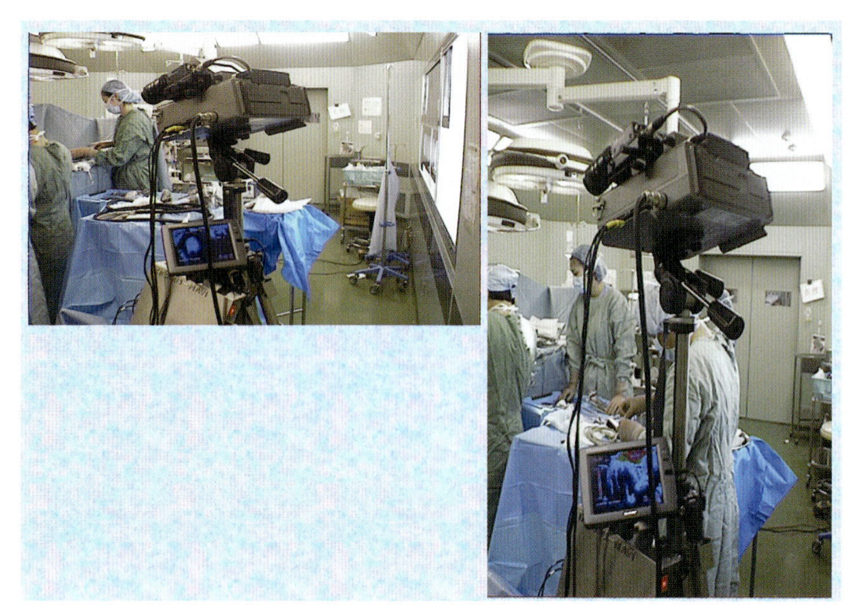

図４　術中サーモナビの配置

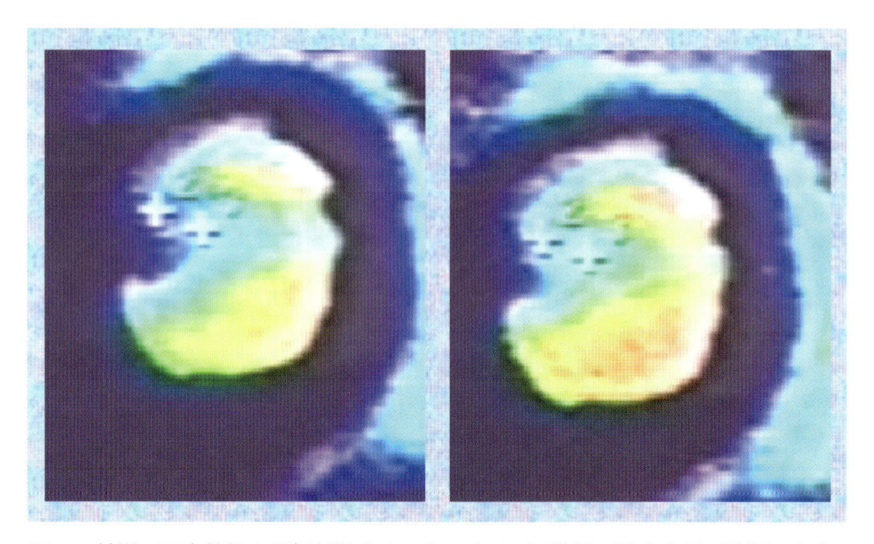

図５　対側の正中神経を電気刺激することにより、知覚領の温度上昇が確認できた。
この方法により、運動障害を残さず腫瘍を摘出することが可能であった。
左：刺激前　右：刺激後

PART2

Spreading Depression（SD）とは

CSD

CorticalSreadingDepression

1944 A.A.P. Leao

Response of the cerebral cortex to

noxious stimulation

A concentric wave of neuronal depolarization
propagating at a rate of 3mm/min
through large gray matter

marked changes of the extracellular microenviroment
glucose consumption,energy metabolities
suddenly collapse homeostatic mechanism
of brain microenviroment

epilepsy,concussion,anoxia, focalischemia,migraine

CSDとは
LeaoのCortical Spreading Depression（CSD）

Spreading Depression（SD）とは

SDの現象学、発生機序

電気的、機械的、化学的な刺激を哺乳動物の皮質に直接与えると、局所の脳波活動が減衰し、その減衰が3mm/min速度で同心円状に全半球に伝搬する。この脳波の減衰には陰性電位変動を伴い、皮質深部から細胞外電極で測定すると30mVに達する。完全な脳波回復は5-10分かかる。

CSD（Cortical Spreading Depression）は機械的、電気的、化学的刺激によりneuron、gliaの脱分極が引き金となった細胞内外のdrastic redistributionが、DC potential、extracellur potassium、ECoGなどの変動によって観察される現象である。

CSDという特異な性質は、刺激で抑圧された組織より脱分極物質が放出されることによるneurohumoral（神経液性）の過程と考えられている。これらの刺激された組織からの脱分極物質が集中すると、隣接した組織が抑圧され、さらに伝達物質が遊離される。この脱分極サイクルがSD伝搬と考えられる。

CSDの伝搬物質については、Grafsteinは細胞外K+の遊離、一方van Harreveldはglutamate遊離であると述べている。K+の細胞外貯留は、体性樹状突起膜だけではなく前シナップスを脱分極させる。伝達物質の遊離の結果、K+によって膜が脱分極を助長し雪崩のように反応がみられる、すなわち神経ネットワークのシナップス機構を無視するようなCSDの拡延がみられる。

CSDは、灰白質において3-5mm/min伝搬する神経脱分極のconcentric waveである（脳梁、海馬、視床、網膜でも観察される）。この過程はpotassium、glutamateのdiffusionによるself generating concentric waveのようにみられ、正常なion勾配になると消失する。このCSDが惹起される神経脱分極から再分極にかけて脳のmetabolic-haemodynamic responseが要求され、正常な脳組織において酸素および糖の補給のためにrCBFが一過性に増加する。gliaはneuronのhousekeeping機能、すなわちneuronの外部環境のhomeostasisを保つために積極的な機能を有する細胞である。細胞外にpotassium、glutamateが遊離されるとhousekeeping作用が働きgliaの腫脹がみられ、正常なion勾配になると腫脹が消失する。それゆえ連続したCSDのために脱分極、再分極によりionのrestributionに異常をきたし、housekeeping作用の限界によりglia、neuronの損傷が誘発される。この結果、外傷等によるCSDが惹起しやすい環境においてCSDが連続すると、脳損傷が広がる可能性が考えられる。

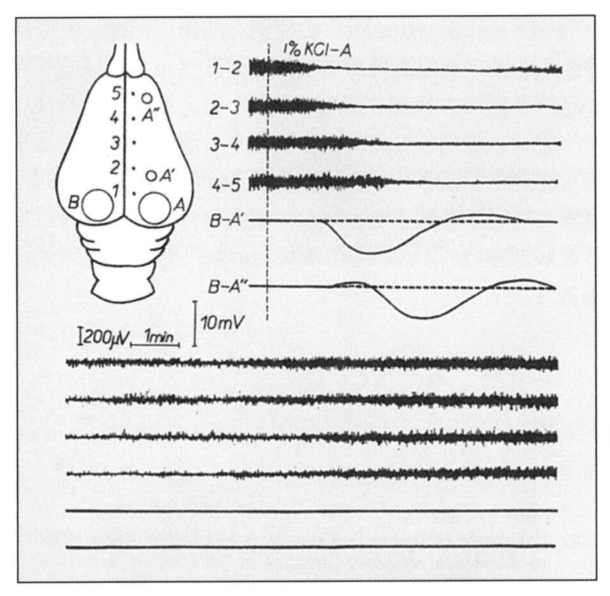

図1　1% Kcl を○ A に塗布すると電極 1 より 5 までに脳波は順次消失し、電極 1 より順次回復する。その際 SPC が陰性変動する。

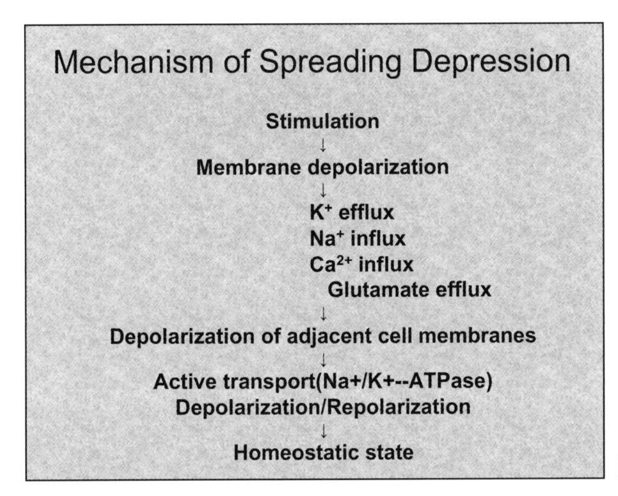

図2　mechanism of SD

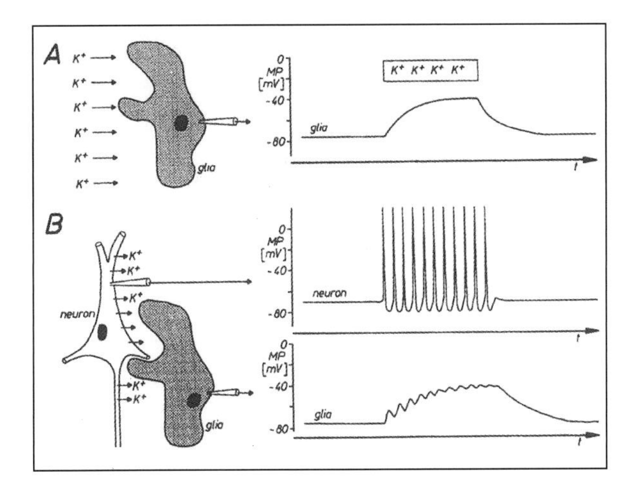

図3　Glia の役目

皮質ニューロン活動は、細胞膜電位活動（脱分極）による joule 熱を生みだす。同時に、CSD における cerebral hemodynamic response により pial dilatation が拡張することで、一過性の局所脳血流の増加がみられる。この CBF の増加により皮質温度が一過性に減少するが、これは pial artery が深部静脈温度より低いためである。その後、深部静脈により皮質温度の上昇がみられる。本実験で、CSD による皮質温度の変化は神経原性に支配された大量の毛細血管循環に由来することが推察された。

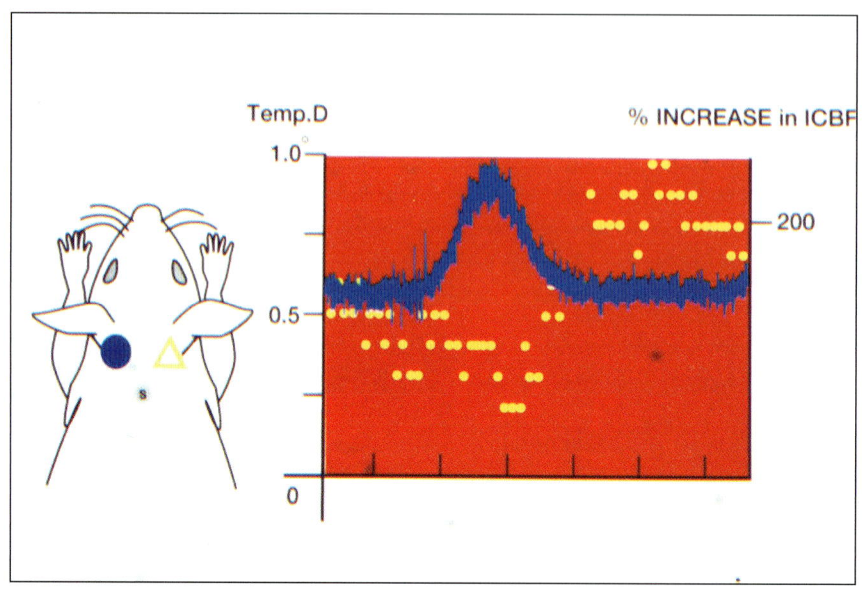

図４　局所脳血流の変動と脳温
Kcl を皮質に投与すると一過性に CBF が増加する。その際脳温は一過性に降下し、CBF 増加が過ぎると脳温は上昇する。

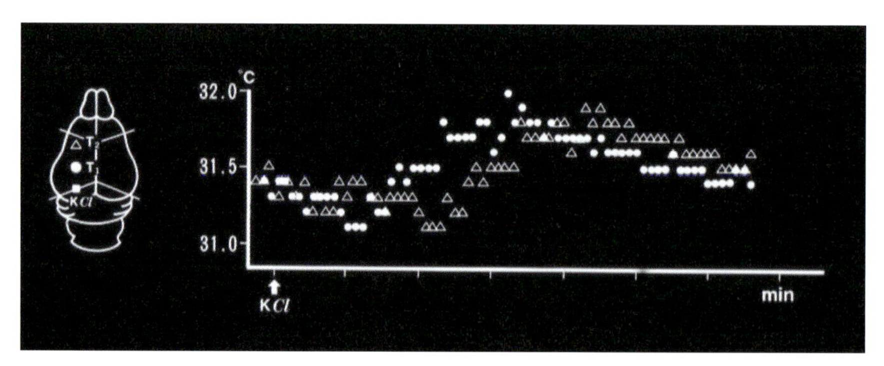

図５　連続して CSD を誘発すると血流増加にともない脳温の降下が連続してみられる。温度変動を捉えても CSD が観察される。

SD と痙攣発作

Leao の SD の発見は、痙攣発作の実験中の副産物であった。弱い刺激では発射波の出現は常にみられるが、強い刺激では SD が惹起される。人のてんかん発射波を full band EEG にて記録すると、発射に伴って SPC の陰性変動が観察される。

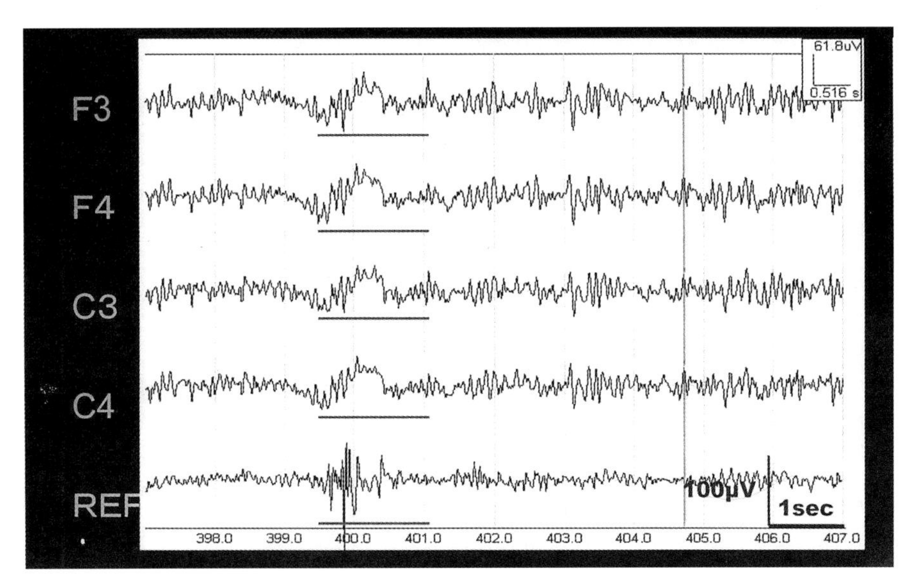

図 6　full band EEG にて痙攣波を記録
spike による DC 変動が明瞭に観察される。

てんかん発射によって急激な K+ 濃度が 10mM を超えると SD が惹起され、焦点の発射活動が数分間抑制され細胞外 K+ がもとに戻ると再び発射波が出現する。このような発射波に伴う SD 惹起の連続が、焦点発作抑制を発射活動が減衰するまで維持される。

皮質に痙攣薬剤溶液を局所的に塗布すると痙攣発射波が出現する。痙攣発射焦点における細胞外 K+ 濃度を測定すると、3.5mM から 12mM まで上昇した。各種痙攣剤塗布により細胞外 K+ が遊離されるが、痙攣剤の種類により発射回数および濃度の差がみられ、K+ 濃度が増加すると SD が惹起される（DC 陰性変動と一致する）。痙攣剤塗布にて発射波が出現している部位から 4mm 離れた部位から 1μlKcl を注入して SD を惹起すると、picrotoxin 塗布による発射では SD が発射焦点までに侵入しなかった。しかし、aldactone 塗布による発射焦点には SD が侵入した（発射波の消失）。この理由は、痙攣剤塗布後の痙攣発射の際に遊離する K+ 濃度に依存することが、細胞外 K+ 濃度の連続測定によって証明された。

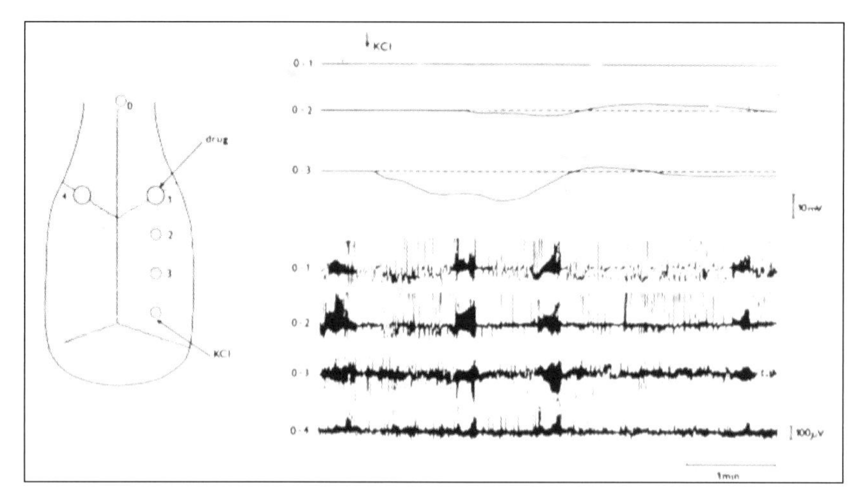

図７　①付近に痙攣剤（picrotoxin）を塗布すると発射波が出現する。この際離れた部位より Kcl 投与すると電極③と②の部位で発射波が消失するが、電極①の部位では発射波が消失せず SPC が確認できない（CSD が block される）。

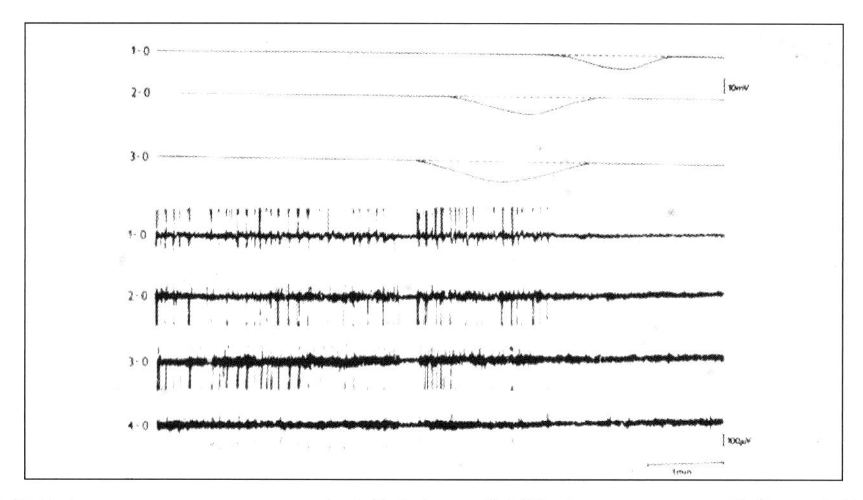

図８　痙攣剤（aldactone-spironolactone）を塗布すると発射波がみられる。この際離れた部位より Kcl を投与すると SPC は電極③から①までみられる。発射波は消失した（CSD が block されない）。

一方、potassium-selective microelectrode により細胞外 K+ 濃度測定と SPC の変動について検討した。aldactone（spironolactone）と penicillin 痙攣薬剤塗布発射焦点において、4mm 離れた部位から Kcl によって惹起される SD を SPC と K+ の変動にて観察した。Aldactone 塗布発射焦点へは SD が侵入するが、penicillin 塗布発射焦点には SD の侵入が阻止されていることが SPC（slow potential change）の変動で証明されている。細胞外 K+ は SPC の変動に一致して一過性の濃度の上昇が見られるが、SD が阻止される（SPC の変動みられない）ときには K+ 濃度の基線が上昇し変動がみられなくなっている。この事実は、痙攣剤による発射により K+ 濃度が上昇するが、痙攣剤による発射頻度により K+ 濃度が変わることが判明し、本実験の結論は痙攣剤発射の強さは SD の侵入の有無で判定できる。

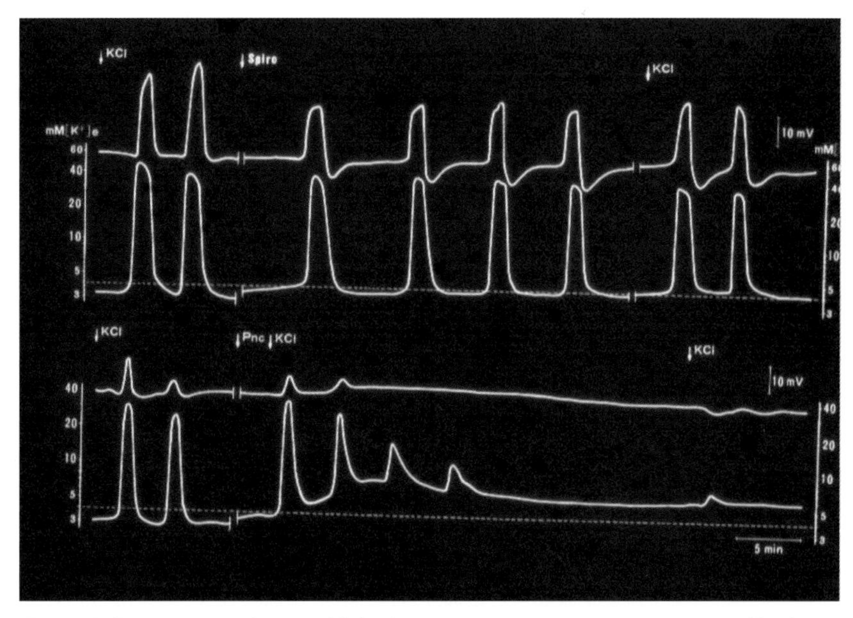

図９　上段は SPC、下段は K+ 濃度（potassium-selective microelectrode 使用）
上段２列は spironolactone 焦点における SPC および細胞外 K+ 濃度の変化。
spironolactone 自体による SD が惹起され、Kcl によっても SD が誘発される。
下段２列は penicilin 焦点における SPC および細胞外 K+ 濃度の変化を示す。
細胞外 K ＋濃度が上昇している。そのため Kcl による誘発 SD が阻止された。

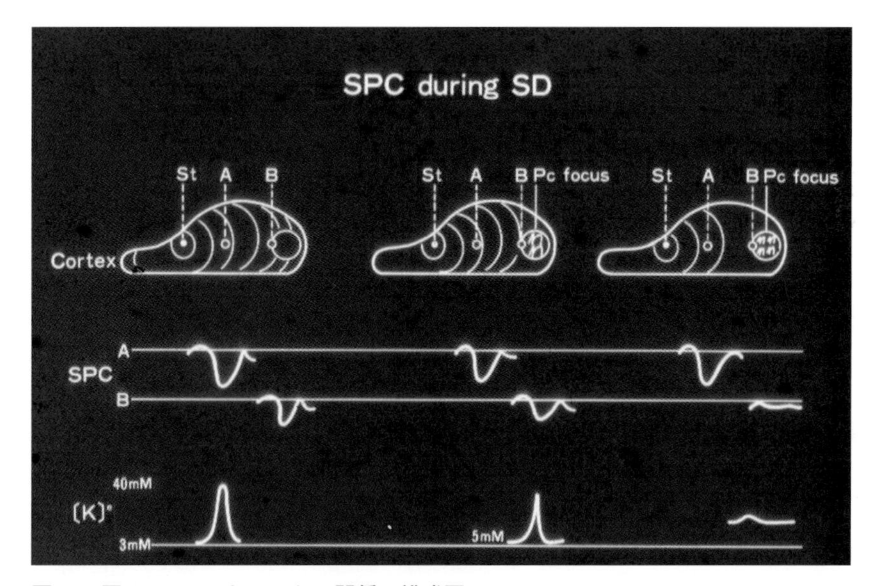

図 10　図９の SPC と SD との関係の模式図
（１）Kcl 刺激にて A → B へ SD が誘発される。同時に K+ の一過性の増加がみられる。
（２）B の電極の後方の皮質に penicilin 塗布したあと、刺激により SD は確認されたが K+ の基礎濃度は 5mM であった。
（３）さらに penicilin による棘波発射頻度数が増加すると基礎 K+ 濃度が増加し、離れた部位からの刺激による SPC が B の電極ではみられない。すなわち SD が伝搬しない。

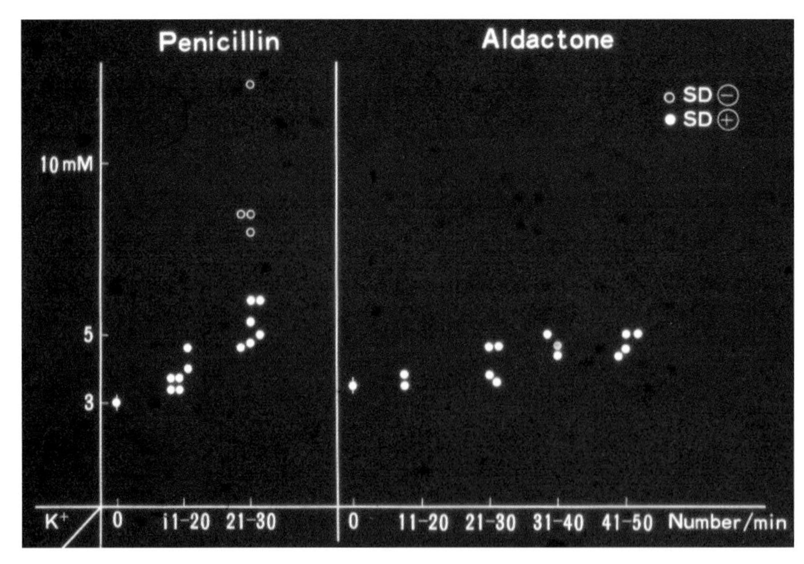

図 11　棘波発射頻度数と細胞外 K+ 濃度
Penicilin による棘波発射頻度の増加とともに細胞外 K+ 濃度が増加した。一方、Aldactone では発射頻度数の増加にかかわらず、細胞外 K+ の増加がみられない。すなわち、図 9 の SPC の変動の根拠になる。

SD と脳梗塞

SD と密接な関係ある現象は、皮質の酸素欠乏性脱分極（Anoxic Depolarization；AD）である。すなわち、脳循環が遮断されると数分後に SPC の陰性変動が起こる。刺激による SD においては、K+ が突然細胞外に遊離されるが、虚血（嫌気性状態）では膜電位活動が維持できないため、K+ はゆっくり neuron から遊離される。このときに脳循環が再開すれば膜のイオン勾配が安定し、AD は消失する。AD は虚血において同時にすべての組織において起こることより、伝搬しない SD とも考えられる。

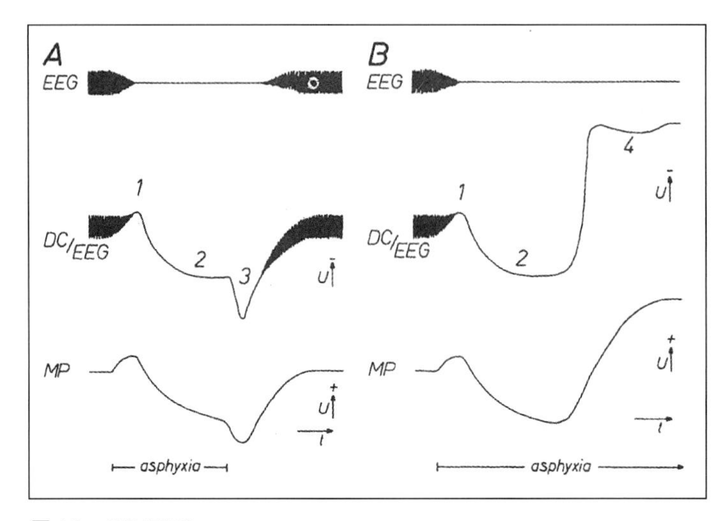

図 12　DC/EEG
酸素欠乏による脱分極、陰性電位の上昇がみられる。

ADとSDとの関係は、Buresの推測によれば、ADはSDの感受性が高い構造（新皮質、海馬、視床）において始まり、K+遊離が皮質の10倍も遅いSD抵抗がある構造（脳幹網様体）では遅れる。すなわちSDの感受性が高い領域では、ADによる低酸素易損傷性を示唆している。脳梗塞の周囲は、機能が抑制されているがneuronは破壊されていない、いわゆるpenumbra zoneでは、てんかん発作やSDが惹起される。このてんかん発作やSDを放置すると、不可逆性の脳損傷領域が広がりpenumbra zoneが侵襲される。それゆえ、てんかん発作とSDを抑制することにより、かなり機能的障害を減らし回復を助長させると考えられる。

SDと片頭痛

人におけるSDは、動物で研究される以前に確認された。K. Lashleyがscotomaを伴った片頭痛をしばしば経験し発表している。暗点は視野の中心より抹消まで10-15分で伝搬し、その後10-15分以内に視力が回復するという現象を起こしている。

ラット皮質におけるCSDをサーモグラフィーで捕えると、CSDの伝搬があたかもK. Lashleyの描いた視野障害に近似していることが観察された。人の後頭葉ではgliaの密度が薄いため、CSDが惹起しやすいといわれている。CSDによって一過性のrCBFの上昇の伝搬が観察されたが、この現象は細動脈の拡張および収縮が連続している結果と考えられる。Moskovitsは、trigemino vascular fiberが何らかの神経性刺激によりCSDが惹起され血管拡張によってtrigemino fiberを脱分極させtrigemino vascular systemを介して三叉神経核に投射され、視床を介して痛みと感じられるのをmigraineであると考えた。すなわち、いわゆるTrigemino vascular system理論が、片頭痛の有意なmechanismと考えられる。

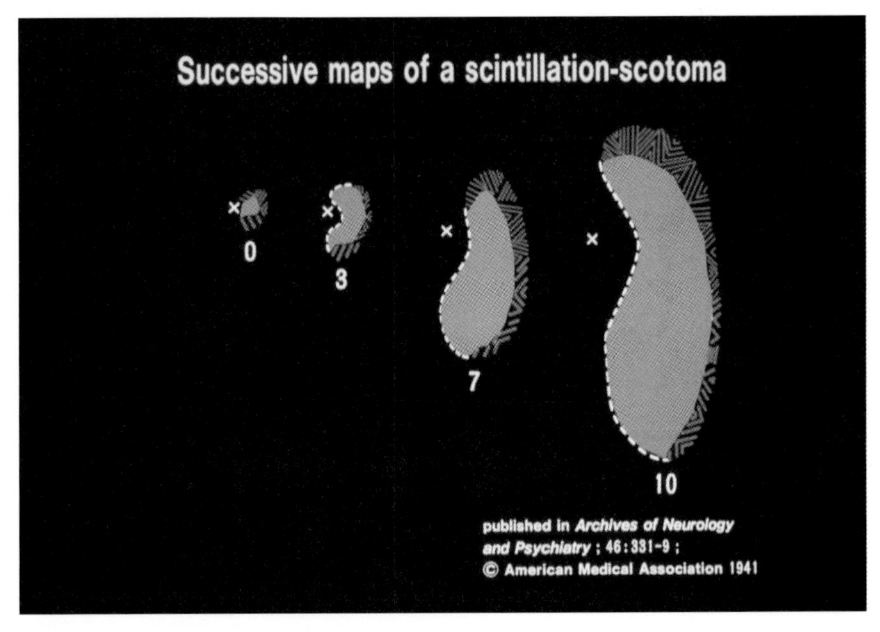

図13　K. Lashleyのscintilation scotoma

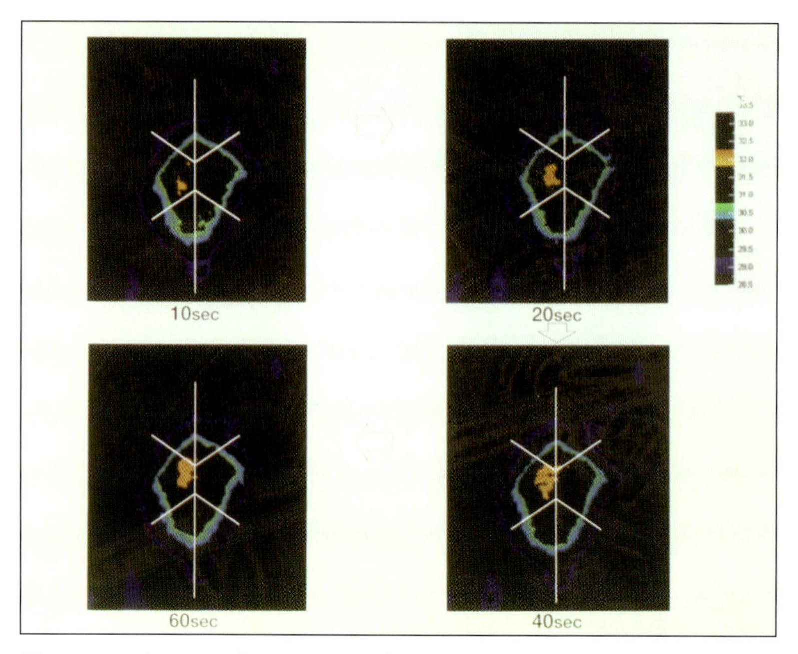

図 14　SD をサーモグラフィーで観察すると、K.Lashley の scotoma の形に近似している。

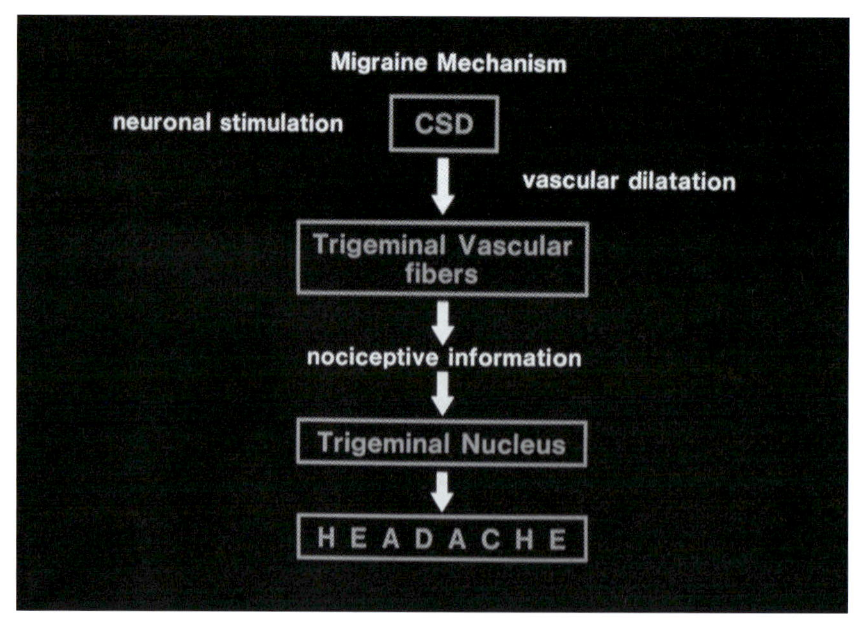

図 15　migraine の mechanism は、Moskovits の trigeminovascular system にて説明できる。

脳震盪の発生機序と病態生理

スチール棒落下（kinetic energy）による頭部打撲モデルにおいて、衝撃後一過性に局所脳血流の上昇と脳波の消失および DC の陰性変動があり、その現象が伝搬されることが観察された。

一過性の局所脳血流上昇は、膜の脱分極に一致した代謝と小範囲の微小循環機構における局所脳循環の coupling を反映している（microvascular mechanism）。CSD の伝搬の際、皮質ニューロン活動は相反する現象が出現する。すなわち、ECoG ではまず neuronal firing（2-5 秒の burst discharge）の短時間の興奮が起こり、その後突然に完全な抑制が 1-2 分間起こったあと正常な代謝活動によって徐々に元の ECoG に戻る。ニューロンの興奮および抑制は皮質下にも反映し（視床、脳幹）、種々の脳神経症状が出現する。SPC が ECoG の平坦化に一致して陰性変動が観察される。この時期は、細胞膜のイオンの流入流出が活発に活動していることが反映している。

本実験により、kinetic energy により CSD が惹起され functional decortication を誘発することが証明された。ヒトの脳震盪における痙攣、意識障害、記憶障害、逆行性健忘などの症状は、この functional decortication と考えられ、脳震盪による症状は CSD による functional decortication であることが推察される。

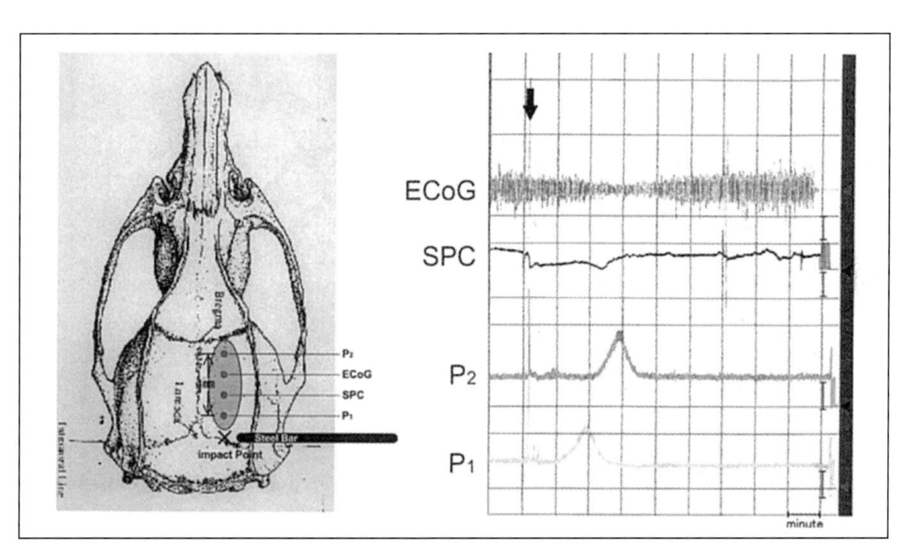

図 16　頭部打撲後の ECoG、SPC、rCBF、ABP
頭部打撲後、一過性に rCBF の増加（P1）がみられ、そのあと P2 にて rCBF の一過性の増加がみられる。その際、EEG の一過性の平坦化がみられ、さらに SPC の陰性変位が一過性に出現した。

軽度頭部打撲による細胞外 glutamate の変動

脳震盪は一過性の神経脱落症状だけが特徴であるが、繰り返す脳震盪によって遅発性神経脱落症状がみられ、とくにスポーツ選手の高次脳機能障害が問題になっている。

脳損傷の発生機序は、脳虚血、脳腫脹、出血、浮腫のほかに神経伝達物質の過剰な細胞外放出がある。そこで繰り返す脳震盪による二次損傷として、glutamateの過剰放出が脳震盪モデルでみられるかを検討した。頭部打撲モデルは渡邊に習い、打撲後の脳波、局所CBFを観察しながらmicrodialysis法によってglutamateを測定した。一過性の局所脳血流の上昇の際に細胞外glutamateを測定すると、一過性のglutamateの増加がみられた。この結果、BuresらのCSDの現象と一致することが証明され、脳震盪はCSDの現象と考えられた。強度の打撲によりCSDが連続して惹起されると、不可逆に陥る可能性がある。

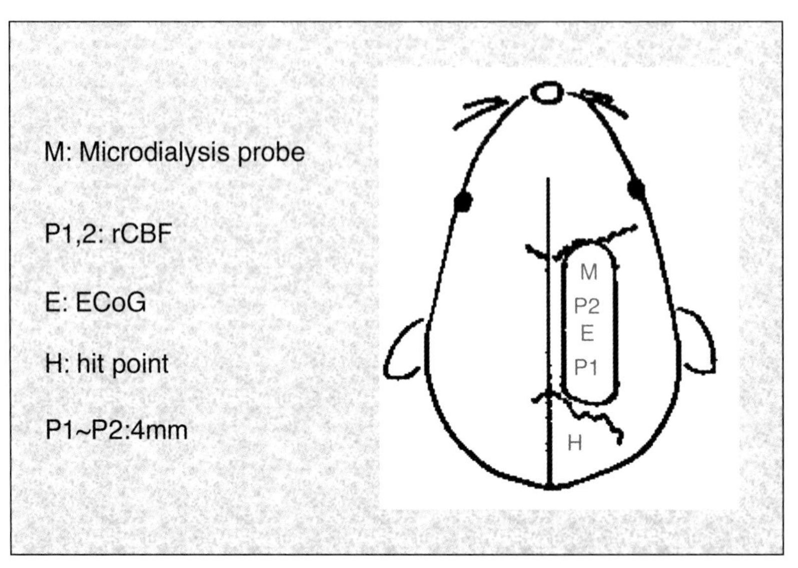

図17　細胞外gultamate濃度測定のためのmicrodialysis probeの位置（M）。

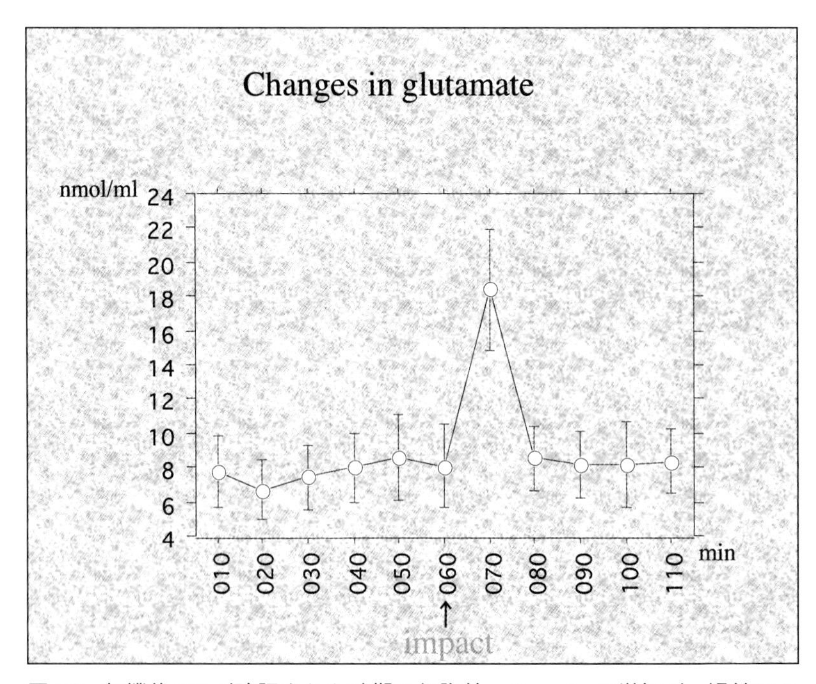

図18　打撲後SDが確認された時期に細胞外gultamateの増加が一過性にみられた（microdialysis法にて測定）。

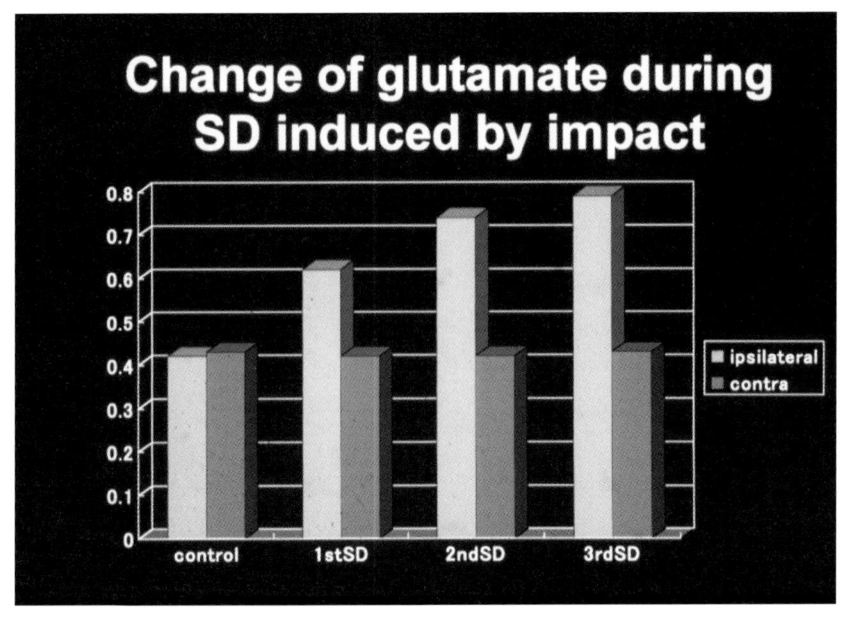

図 19　SD 惹起を反復させると gultamate が貯留する。

Traumatic Spreading Depression Syndrome とは

些細な頭部打撲で、直後の意識障害がないにもかかわらず、痙攣発作を起こしたり（convulsive symptom)、痙攣以外の症状（non convulsive symptom）が外傷後数時間たって発症する。non convulsive symptom とは、頭痛、嘔吐、嘔気、蒼白、混迷、片麻痺などの症状をいう。これは他の頭部外傷（脳挫傷、急性硬膜下出血等）とは違う症状を呈する。

Oka らは（brain 1977)、この症状を Traumatic Spreading Depression と命名し、あるいは Specific type of head injury in children（Takahasi 1980)、Post contusion seizure syndrome、Juvenile head trauma syndrome など酷似した症候群が発表されている。発生機序は SD と考えられる。

最近、non convulsive seizure の診断が盛んになってきたが、これは CSD ではないかと推察される。SD を惹起する因子には、電気刺激、機械刺激、化学的刺激、局所冷却、温熱、低酸素、低血糖、神経性などがあげられるが、このことより外傷以外においても CSD による広範な depolarization/repolarization の伝搬で、臨床的には cerebral decortication の臨床症状が発症すると考えられる。

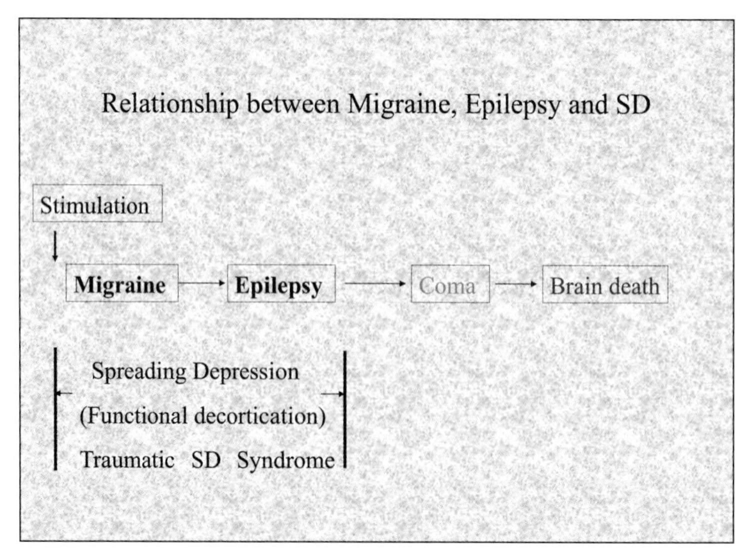

図20　SD、Migraine、Epilepsy の関係

超音波（US）照射による発熱効果による Spreading Depression の誘発

SD は電気的、化学的、物理的刺激等により惹起される。本実験では、超音波により SD が惹起されるか、またその機序について検討した。

800kHz、0.65W の超音波発信装置（US）を使用し、ラットの露出した皮質から 3mm 離して照射する方法で SD の惹起を検討した。正常体温ラットにおいて照射 28sec で SD が惹起された。体温を 31℃に下げると SD の惹起する時間は 82sec かかった。SD が惹起される脳表の温度は、正常体温と低体温ともほぼ同温度（平均 38.3℃、38.7℃）であった。超音波（US）で SD を惹起するには 20J のエネルギーが必要であるが、電気的、機械的刺激では 0.01J、0.03J である。US にて SD 惹起の反復は可能であるが、組織検査では脳局所に不可逆的損傷がみられた。これは 25% KCL の反復でみられる。

これらより、US による CSD 惹起は化学的刺激に近似していると考えられた。

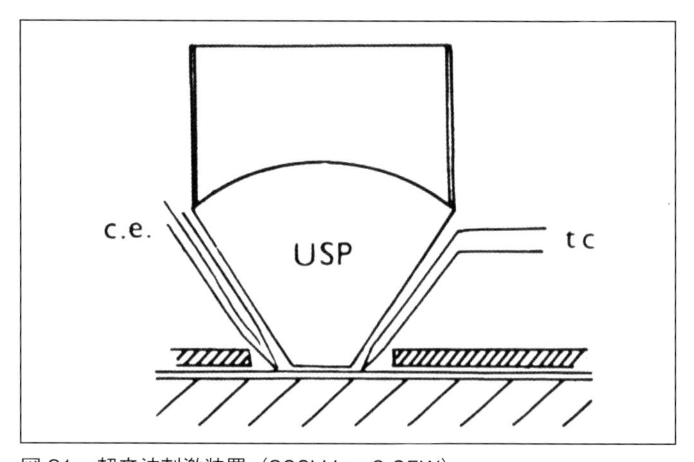

図21　超音波刺激装置（800kHz, 0.65W）
c.e.:capillary electrode　　tc:therm ocaouple

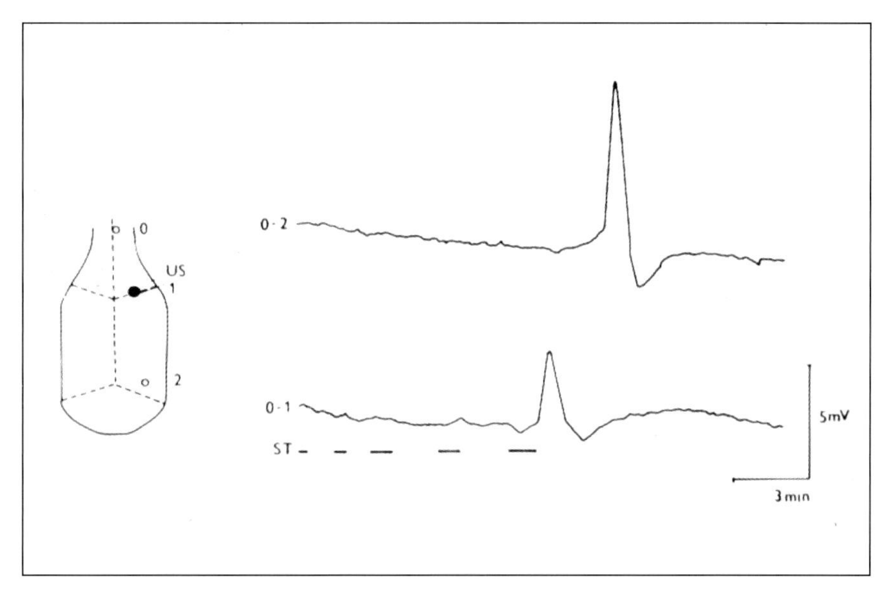

図 22　超音波刺激による SPC の変動（SD 惹起）

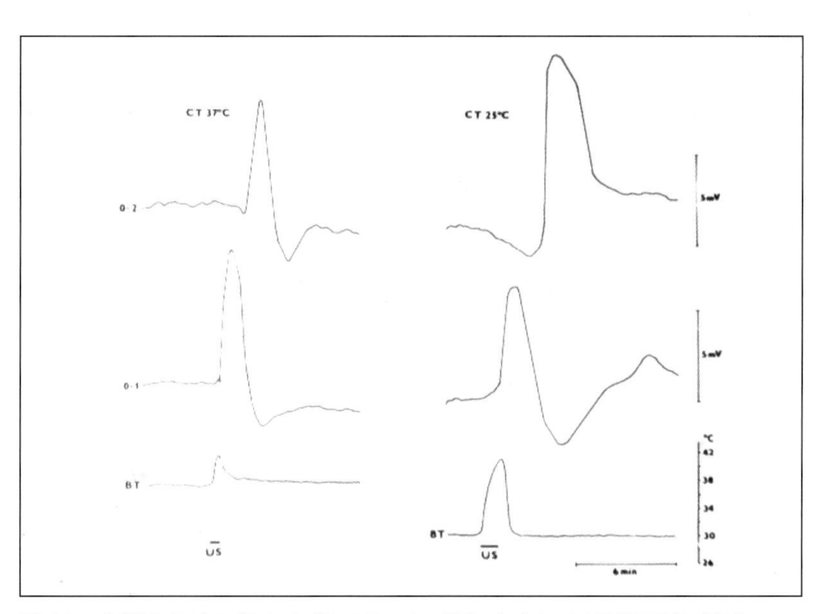

図 23　皮質温度が 37℃と 25℃では、SD 惹起するまでの照射時間が違う。

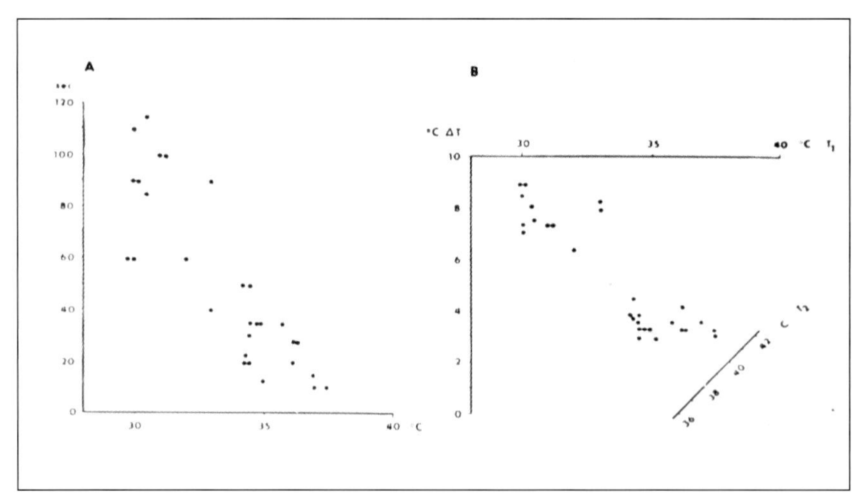

図 24　SD 惹起までの皮質温度と照射時間の関係
皮質温度が低いと SD 惹起までの時間がかかるが、SD 惹起までの温度差と最終温度をみると、正常体温群と低体温群とで SD 惹起する温度は 38℃前後で差はない。

低体温の Cortical Spreading Depression（CSD）に及ぼす影響について

脳梗塞、外傷性脳損傷の急性期において CSD が惹起される。CSD は functional decortication で器質的脳損傷を起こさない。しかし、CSD により gultamate が細胞外に遊離され、その興奮性毒性により二次性脳損傷を惹起させる可能性がある。それゆえ、CSD を抑制させることが二次損傷の防止につながる。

本実験で、低体温において CSD の伝搬が遅延し、さらに連続した CSD の抑制が証明された。すなわち、低体温において glutamate 遊離の抑制、脳代謝の減少、ATP の維持などの効果が考えられた。

低体温による二次性脳損傷効果は、CSD の抑制により penumbra zone の侵襲を防ぐ一因と考えられた。

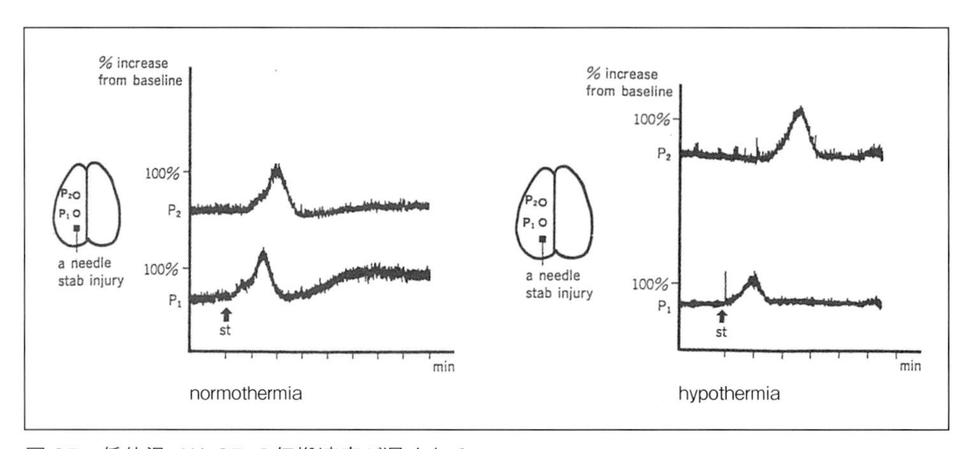

図 25　低体温では SD の伝搬速度が遅くなる。

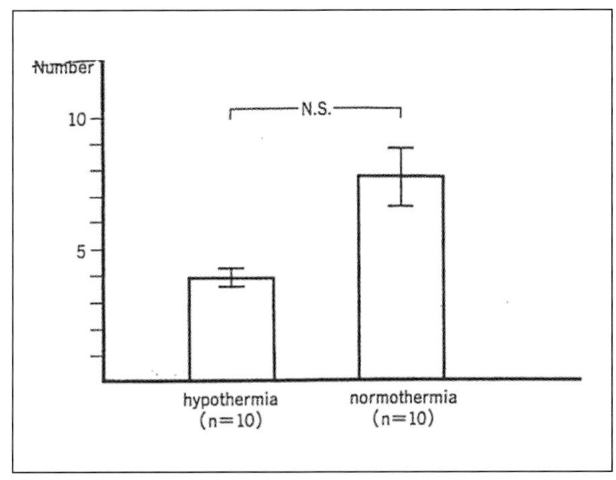

図26　反復のSD波は同じ刺激条件でも低体温ではSD反復数が減少する。

参考文献

Morikazu Ueda, Noriaki Watanabe, Yukio usikubo, Takashi Tsuzuki, Kazuya Aoki, Yasuyuki Yamazaki and Hirotsugu Samejima: Changes in Regional Cortical Temperature and Cerebral Blood Flow after Cortical Spreading Depression. Neurologia medico-chirurgica Vol 37, 1997

上田守三：Spreading Depression を指標とした Spironoactone および各種けいれん薬剤による棘波発射の検討．慶應医学　54巻第4号

上田守三、渡邊徳明、牛久保行男、都築隆、青木和哉、山崎泰行、鮫島寛次：低体温の cortical spreading depression（CSD）に及ぼ影響について．NEUROOGICAL SURGERY　25巻　1997

渡邊徳明：脳震盪の発生機序と病態生理―頭部打撲後の局所脳血流、脳電図、緩電位変動―．東邦医学会雑誌　49巻1号　平成14年

伊藤圭介：軽度頭度頭部打撲による細胞外 Glutamate の変動．東邦医学会雑誌　53巻1号　平成18年

上田守三、伊藤圭介、渡邊徳明：Traumatic Spreading Depression Syndrome. CLINICAL NEUROSCIENCE　Vol 22 No5 2004

上田守三：目ぼたるが飛ぶとき、脳の中で何が起きているのか．CLINICAL NEUROSCIENCE Vol 22 No 10 2004

上田守三、牛久保行男、都築　隆、渡邊徳明、笠井敬一郎、山崎泰行、青木和哉、太田秀造、粟根浩一郎、鮫島寛次：Cortical Spreading Depression は migraine を惹起するか？．頭痛研究会誌　第24巻1号

M.UEDA, J.BURES and FISHER: Spreading Depression Elicited by Thermal Effects of Ultrasonic Irradiation of Cerebral Cortex in Rats. Journal of Neurobiology Vol 8　1977

Remond A, ed-in-chief : Handbook of Electroencephalography and Clinical Neurophysiology. Vol 2. Part C. Elsevier, 1974